JN105329

オメガ-3は「脂肪酸の女王」

スーザン・オールポート 著

鈴木 和彦／大森 豊緑 訳

大学教育出版

この物語は何人もの科学者の業績を繋ぎ合わせて完成された。
それらの科学者と筆者の家族から、一人の作家が望みうる
最高の恩恵を受けた。この幸運に感謝申し上げる。

翻訳者まえがき

"*The Queen of Fats*"（本訳書名『オメガ-3 は「脂肪酸の女王」』）は、スーザン・オールポートの代表作です。本著は当時、酸敗臭の元凶で不要と思われていたオメガ-3 系脂肪酸が主に心臓や脳・神経系の栄養学的に重要な『脂肪酸の女王』であることを世界の科学者がどのように明らかにしたかを記録した物語です。

　20 世紀中頃から 21 世紀初頭にかけ、欧米諸国で頻発した心臓病の原因は、飽和脂肪酸（家畜動物性脂肪）の多量摂取による、血液コレステロールの上昇が冠状動脈にプラークの蓄積を引き起こすためと考えられてきました。

　しかし、科学者らはこの心臓病の原因を解明すべくグリーンランドやアフリカや多くの欧米諸国を舞台として調査研究を繰りひろげ、現在では、ホールマンらにより心臓病の原因は、リノール酸の過剰摂取によるオメガ-3 系脂肪酸の相対的不足にあると結論づけています（科学はすべて仮説ですが）。

　日本でも 20 世紀中頃では、日本人の魚介類や野菜類の摂取量は多く、心臓病の罹患率も低く、日本ではオメガ-3 系脂肪酸不足はないものと考えられていました。しかし、今世紀になり、日本人の 1 人当たりの魚介類摂取量は、2006 年に肉類摂取量に抜かれ、日本人の「魚離れ」は年々拡大しつつあります。さらに野菜類摂取量も 2006 年に米国に追い抜かれてしまいました。このように、オメガ-3 系脂肪酸の主な供給源である魚介類と野菜類の摂取不足により、現代日本でも原著のようなオメガ-3 系脂肪酸の相対的不足が起こることが憂慮されています。事実、2000 年より心臓病は死因の第二位に浮上しました。さらに、2025（令和 7）年には高齢者の 5 人に 1 人が認知症になると推定されています。現在では、オメガ-3 系脂肪酸（ドコサヘキサエン酸）は認知症の予防ファクターとしても注目されています。本書により読者がオメガ-3 系脂肪酸の栄養学的重要性に関心を持っていただけますなら翻訳者らの大いなる喜びです。

オメガ-3は「脂肪酸の女王」

目　次

翻訳者まえがき …………………………………………………………………………… *i*

第1章　私たちはいったい何を食べれば良いのだろうか？ ……………… *1*

第2章　グリーンランドへの遠征調査 …………………………………………… *14*

第3章　いかにしてオメガと命名されたか ……………………………… *25*

第4章　ムッシュー・コレステロール ……………………………………… *44*

第5章　魚類の油脂 ……………………………………………………………………… *52*

第6章　木のラードと牛の油 …………………………………………………… *66*

第7章　その化学者は料理の達人 ……………………………………………… *73*

第8章　愛と哀しみの果て
　　　　オメガ-3系脂肪酸もアフリカが起源 ………………………………… *83*

第9章　…そしてオメガ-3系脂肪酸は生体膜の中に ……………… *93*

第10章　オメガ-3系脂肪酸はどこへ行った？ …………………………… *100*

第11章　生命の火の燃焼速度
　　　　エネルギー代謝速度を決めるもの ……………………………………… *117*

第12章　オメガ-3系脂肪酸を私たちの食卓に取り戻すための
　　　　11のアドバイス ……………………………………………………………… *134*

第 13 章　論より証拠 …………………………………………………… *142*

脂質・オメガ - 3 系脂肪酸研究の歴史年表 ……………………… *149*

用語説明 ………………………………………………………………… *154*

注釈と参考文献 ………………………………………………………… *164*

謝　辞 …………………………………………………………………… *201*

翻訳者あとがき ………………………………………………………… *204*

翻訳者謝辞 ……………………………………………………………… *206*

第1章

私たちはいったい何を食べれば良いのだろうか？

自分のお腹周りを気にしない人は、何事に対しても無頓着と思われる。
サムエル・ジョンソン（Samuel Johnson、英国、文学者、1763 年）

　西暦 2003 年は、米国で、食事療法のこれまでの常識が通用しなくなった年として記憶されるであろう。たった一晩で、この国（米国）の政権は、目に見えるすべての脂肪を避ける低脂肪推進政権から脂肪摂取を推奨し、糖質を避けるアトキンス政権に政権交代をしたようであった。それはまるで、マザーグース（英国伝承童謡）中の赤身肉しか食べられないジャック・スプラットが、突然、脂身肉しか食べることができない彼の妻に変わったかのようであった。

　数十年にわたる研究によって集積された栄養学のアドバイスは、古い毛布のように投げ捨てられ、食料品店には突如、低糖質パンや低糖質ビールといった、まるで美食上の矛盾語法のような商品であふれるようになった。タイトなジーンズをはいた痩せた女性が、大好きだったビート（砂糖大根）やリンゴも、すべてに糖質が含まれているという理由のため、それらの食品を口にしてはならないと言っているのを小耳にはさんだ。ビジネススーツを着用した体格のよい男たちが、ベーコンの脂肪がポタポタと落ちるようなバンズレスバーガーを注文し、自分たちの食事をほめちぎっていた。ヨーロッパやアジアにしばらく滞在した後に、米国に戻ってきた誰もがとても信じられないような経験をした。幾人かの米国帰国者が筆者に話してくれたが、まるで黒が白になったかのように、世界中でほとんどの人びとが食べている、しかも世界で最も痩せた人々の主食である糖質が突然、悪者になってしまった。

　しかし、西暦 2003 年は米国が食事療法に関するそれまでの常識を失った年

であるだけでなく、食事に関するアドバイスを策定する機関が、もはやその中心的機能を保てなくなった年としても記憶されるであろう。2003 年にはすでに、米国農務省などの政府機関や米国心臓協会などの医療関係団体から勧告・通達されていた栄養学的アドバイスは、現在の研究や生物学的見識と多くの食い違いを生じたため、分裂と混乱は避けられないものとなった。

そうした分裂は、不運にも、多くの米国民に、いったい何をもって健康的な食生活とするのかという、あらゆるの知恵を全面的に拒絶するという形で現れた。栄養指針の中心機能が保持されなくなった、その時、何が起こったかというと、市場には、コレステロールや飽和脂肪酸がまったく含まれていないという理由で米国心臓協会が推奨した、表面を甘くした朝食用シリアル、たとえば、ココアパフやラッキーチャーム（米国で人気のシリアル）のようなジャンクフードであふれた。そして 1980 年代や 1990 年代の過度に単純化した低脂肪を推奨するスローガンは、アトキンス食*) の熱狂的流行をほぼ避けられないものにした。テキサス州に住むダイエット中の人が秘密を打ち明けてくれたとおり、「脂肪摂取を減らすというかつての推奨は、揚げ物を食べたいだけ食べても良いことを保証し、糖質摂取を減らす推奨は、1 袋のポテトチップスを好きなだけ食べても良いことを保証する」というものであった。

現在、大部分のアメリカ人は、揚げ物や高脂肪食品を好きなだけ食べているか、タンパク質と脂肪が豊富なアトキンス食に夢中になり、アトキンス食に移ってしまった。アメリカ人の多くは最も簡単で、最も基本的な疑問について以前より、一層困惑させられている。その疑問とは、「私たちはいったい何を食べれば良いのか？」というものである。

この困惑の真っただ中において、筆者は、一つの栄養素に敬意を表した栄養学的アドバイスをうち立てたいと名乗りを上げた。この栄養素とは、一群の栄養素で、一般的にはオメガ-3 系脂肪酸として知られている。オメガ-3 系脂肪酸は 1980 年代までは、人の健康にとって必須とは考えられていなかったの

＊）　ロバート・アトキンス（Robert Atkins）が提唱した「炭水化物制限食」の一種である。炭水化物の 1 日の摂取量を 20g 以内に抑え、タンパク質と脂肪が豊富な食べ物を積極的に食べる食事法である（訳者注）。

で、当時最新の栄養推奨量や栄養学的アドバイスにも考慮されていなかった。
しかも同時にオメガ-3系脂肪酸は多くの食品から除去されていた。なぜなら
オメガ-3系脂肪酸が含まれていると、**食品の品質安定性や品質保持期間にも
影響を及ぼすからである**。多くの科学者は、オメガ-3系脂肪酸が私たちの食
べ物あるいは栄養指針に欠如していることが、多くの健康問題を引き起こし、
さらには食品選びに戸惑いをも引き起こす重要な要因であると考えており、そ
う考える科学者はより一層増加しつつある。

　筆者はこの脂肪酸に対する敬意を著述するのにふさわしい資格は何も持ち
あわせていない。筆者はオメガ-3系脂肪酸が欠乏した人が罹（かか）りやすい病気を
治療する医師でもなく、オメガ-3系脂肪酸の拠点とでもいうべき生体膜を生
涯にわたり研究をしてきた研究者でもない。しかし、このことが長所になるか
もしれない。なぜなら、科学者や医師は自分たちが注目している問題の一断片
にしか着目しない傾向にあるからであり、オメガ-3系脂肪酸はさまざまな形
で、最終的に、全身に影響を及ぼすからである。

　筆者は、科学者というよりはサイエンス・ライターであり、21世紀米国の
好奇心あふれる一国民であり、人類が雑食動物として生きていくための食物選
択の困難さに以前からずっと関心をもってきた。そこで、後にその問題の全
体像を提示するつもりである。端的に言えば、オメガ-3系脂肪酸の真価を認
めることなしに健康と食事との関係を理解しようとすることは、プレートテク
トニクス（地質構造学）の知識なしに地震の成因を理解しようとすること、あ
るいは、物理学の知識なしに運動を理解しようとするようなものである。過去
50年にわたるオメガ-3系脂肪酸の研究成果を取り入れ、私たちの食べ物と栄
養指針を改めない限り、私たちの食生活は非常に重要な手だてを欠くことにな
るだろう。

　こうしたオメガ-3系脂肪酸を紹介する序章であるこの第1章を読めば、な
ぜ本書でオメガ-3系脂肪酸を取り上げるのかがわかるであろう。この序章に
はいくつかの化学知識が含まれるが、それらのほとんどは、料理人や一般消費
者、栄養に関心をもつ読者がよく知っているものである。それ以上の説明や図
解は、後述（154頁）の"用語説明"を参照されたい。まず、読者が知ってお

く必要があるのは、脂肪や細胞膜の構成要素である脂肪酸の化学である。脂肪酸は炭化水素の長い鎖の片方の端に酸性を示すカルボキシル基をもつ。

　まず、オメガ-3系脂肪酸のアルファ‐リノレン酸について述べる。これはALAと略し、この脂肪酸系列の単一の初発・親脂肪酸である。アルファ‐リノレン酸は、主に植物の葉などの緑色部分に存在し、植物の複雑な光合成機構に関連する脂肪酸である。その脂肪酸により、植物は光の単一光子を獲得し、それらの光エネルギーによって、糖に変換することが可能になる。この反応こそが地球上のすべての生命の生存基盤である。アルファ‐リノレン酸は動物では特別な役割を果たしていない。その理由については後に考察するが、光合成が植物にとって重要であるように、動物にとって、それに劣らず重要な働きをもつ誘導体がアルファ‐リノレン酸からつくられる。

　アルファ‐リノレン酸は、他のすべての脂肪酸と同様、弱酸である。すなわち、わずかながら水素イオンを解離する傾向を示し、負の電荷をもつ。アルファ‐リノレン酸はとても身近な酸である 食酢と同じ酸の強さをもっている。これは驚くには当たらない。なぜなら食酢の主成分は酢酸であり、酢酸は脂肪酸の一種でもあるからである。酢酸は生体組織に広く存在するが、炭素鎖 長がたった2つと短かすぎるので、エネルギーの貯蔵や生体構成成分には使用されない。

　脂肪酸がグリセロール分子と結合し、トリアシルグリセロールになると、その酸性傾向は失われる。トリアシルグリセロールは通常、脂肪と呼ばれ、調理に使用されるが、水とは混ざらない。ほとんどの場合において、脂肪酸と脂肪という言葉は同様の意味で使用されていると考えられる。そして脂肪酸の酸性末端を、その留め金、あるいはその連結器と考えることができる。酸性末端が連結すると、まわりに水素をもつ炭素が鎖状につながる長鎖で粘着性のある脂肪酸は、私たちの体内を移動することが可能になる。

　すべてのトリアシルグリセロールは、一つのグリセロール分子をもち、そのグリセロール骨格には、3つの、多くの場合異なる脂肪酸が結合し、それらの炭素鎖長は16～22個である。この構造を理解すればトリアシルグリセロール（脂肪）の性質を考えるのに役立つ。

1グリセロール＋3脂肪酸 → 1トリアシルグリセロール＋3分子の水

　これらのトリアシルグリセロールがバター、植物油、豚脂あるいはスエット（牛や羊の、腎臓付近の脂）のいずれの形状をとるのかは、トリアシルグリセロールに結合している脂肪酸の種類により決定される。脂肪酸のなかでも水素で飽和された直鎖のものが結合すると固体の脂肪になり、さらに脂肪酸の水素原子が除去されると炭素間に二重結合が形成され、不飽和で直鎖でないものが結合すると液体の油になる。

　アルファ・リノレン酸は直鎖でなく、明らかによじれた尾部をもつ。その脂肪酸を豊富に含む油脂は、アマニ油やカノーラ油、大豆油である。これらの油脂は非常に低い温度でも液体である。しかし、アルファ・リノレン酸は動物ではよじれが十分ではない。なぜなら動物は植物に比べさらに運動性があり、より速く動くからである。動物はこの炭素数18の脂肪酸の鎖長を、さらに伸長して二重結合を加え、動物組織で利用する。

　ドコサヘキサエン酸（図1）、すなわち、DHA は、アルファ・リノレン酸から派生するいくつかの誘導体の1つである。DHA は動物組織中で最も長鎖で、最も不飽和度の高い脂肪酸である。この脂肪酸が、動物に考えることや見ることを可能にする。DHA は脳や眼の細胞膜にもっとも高濃度に存在する。それらの細胞膜で、アルファ・リノレン酸の2倍多い6つの二重結合をもつ桁違いによじれた鎖が、数百もの異なる形を変える間に、1秒間に10億回も伸縮振動する特性が、神経細胞で迅速な信号を送ることを可能にする。DHA、この速変わり芸人は、速く変化する達人である。最近、科学者により DHA は、細胞のまわりを取り囲む薄い膜である細胞膜に集中して存在し、それらの障壁を整然と囲む護衛から、パーティーで終夜踊り続けるダンサーへと変身させることが明らかにされた。体中にある細胞膜中の希薄な濃度の DHA の存在は、エンジンに使用される潤滑油のようである。

6

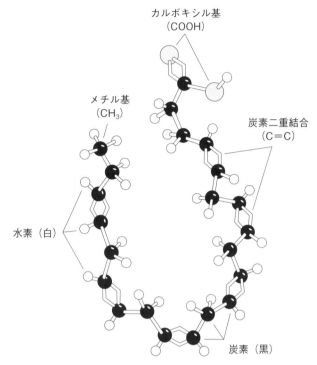

図1　DHA の分子構造模型（多様な立体配置をとるが、その一形態を示す）
この脂肪酸は、時にボールのように丸まり、時に物差しのように真っ直ぐになる。
この6つの二重結合は DHA を常に伸縮振動させる。

　動物は、アルファ - リノレン酸から派生する少し鎖長の短いもう一つの誘導体であるエイコサペンタエン酸をまったく異なった利用の仕方をする。エイコサペンタエン酸、すなわち、EPA は脂肪酸の一つで、20個の炭素鎖長を有する。動物細胞ではそれを細胞膜から放出し、互いにコミュニケーションをとり、互いの行動に煙ののろしではなく、脂肪酸の信号で影響を与える。これらの細胞間シグナルが、どのように発見され、どのような種類の反応を引き起こすかについての詳細は後章で述べる。しかし、この種の情報伝達は単細胞生物以上のあらゆる生物においても必要であり、エイコサペンタエン酸はこれら脂肪酸シグナルの抗炎症性メディエーターとして際立った生理活性をもつこと

を読者は理解しておいてほしい。このオメガ-3系脂肪酸（EPA）が、ある細胞から放出されると、隣接する細胞にまさに抑制的といえる影響を及ぼす。それはほとんどすべての家族、または親しい隣人同士のような望ましい影響である。エイコサペンタエン酸は他の脂肪酸シグナルのような極端な反応を引き起こさない。たとえば、アラキドン酸は米国特殊戦術攻撃部隊（SWAT）チームが現れるような場面に登場する。SWATチームを送ることは、たとえば感染症と戦うような状況においては役立つかもしれないが、日常のいざこざを緩和することには役立たない。

　オメガ-3系脂肪酸の注目すべき物質特性は、私たちに考えさせるかもしれないが、こうした脂肪酸は、自然界では、決して珍しい物質ではない。事実、アルファ‐リノレン酸は緑葉の葉緑体に存在し、地球上で最も豊富に存在する脂肪酸である。緑の葉は油っぽくなく、高エネルギー食品としても知られていない。しかし、地球上には、何よりも豊富に緑色植物が存在しており、それぞれの葉に少量含まれる脂肪酸を合計すれば、つじつまが合う。DHAやエイコサペンタエン酸[注1]も珍しい脂肪酸ではない。なぜならアルファ‐リノレン酸

注1）　これらの脂肪酸を表わす際、ドコサヘキサエン酸には、頭字語のDHAを使い、アルファ‐リノレン酸やエイコサペンタエン酸は略さないで書くという、不統一をいぶかしく思っておられる読者の皆様、それは筆者が意図的にしたことである。筆者は、広く認められている脂肪酸の頭字語を使うたびに、米国図書館協会（ALA）や（米国）環境保護局（EPA）を、読者に思い浮かべてほしくなかったからである。しかし、DHAは筆者が知る限りよく知られたどの機関も表わしていない。少なくとも1つの頭字語しか使用しないのは、これらの脂肪酸と区別するのに役立つかもしれない。オメガ-6系脂肪酸の誘導体を紹介する場合も、筆者は首尾一貫して、それらのスペルを正確に記述するつもりである。化学の世界で使われるアラキドン酸の省略形はAAであるが、アルコール依存症の自助グループを決して思い浮かべてほしくない。あるいは、リノール酸の省略形のLAをみて、ロスアンジェルスを思い出してほしくない。リノール酸は第2の脂肪酸系列の親脂肪酸である。本書ではこれらの脂肪酸の一般名と化学名の組合せを用い、一貫性がないと思われるかもしれないが、いずれにしても読者がもっともわかりやすいと思われるようにしたい。一般名はこれらの脂肪酸の発見の歴史を反映する。たとえばオレイン酸はオリーブ油から最初に抽出されたものであり、リノレン酸はアマニ油から抽出されたものである。これらの一般名は相当する化学名より煩わしくないこともある（たとえば、オレイン酸の化学名はオクタデセノイック酸、リノレン酸の化学名はオクタデカトリエノイック酸である）。しかし、ラテン語やギリシャ語から派生した名称、たとえばエイコサペンタエン酸は、炭素数と二重結合の数を知ることができるメリットがある。それらは、時にはわかりやすく、覚えやすい。

から派生したこれらの誘導体は緑葉を食べた動物の組織に蓄積しているからである。さらに、これらの草食動物を食べた肉食・雑食動物の組織にも食物連鎖を通して蓄積する。また、DHA やエイコサペンタエン酸は、いくつかの水生植物によっても合成される。

　しかし、これらのオメガ-3系脂肪酸は、米国人のほとんどの食事で稀になってきた。彼らの食事には、緑葉野菜が不足しており、大豆やとうもろこしの種子から搾った油（オメガ-6系脂肪酸）は豊富に存在する。そして、この稀なことを、欠乏または不足と、1980年代から呼んできたが、この不足は、現在ではあらゆる人間集団の病気と関連している。健康な神経組織には DHA が高濃度に存在しているので、これらの病気には、脳の疾患も含まれ、さらに心臓病、リウマチ性関節炎、その他の炎症性疾患、特定の癌および肥満や糖尿病のような代謝性疾患が含まれる。それらの疾患は欧米集団に特に蔓延する傾向にあり、皮肉でなく「文明病」と呼ばれている。

　科学者らは、この脂肪酸系列に関する知識や食べ物にオメガ-3系脂肪酸が不足すると、どのような病気を発症するか、実際には病気どころか、命を失うこともあり得るなど、必要な知識をすべてもっている訳ではない。しかし、科学者らは、新しい食事指針が公表される前に、医師や政府機関に強い関心と注目を集めさせるべきであると確信している。それは、きっと脂肪と健康に関するガイドラインの徹底した再評価が行われるからであろう。これまでになぜ再評価が行われなかったのかは、よい質問である。一つには、オメガ-3系脂肪酸に含まれる多くの二重結合が他の脂肪酸に比べ、酸化されやすく品質保持期間を短くするため、オメガ-3系脂肪酸を加工食品から除去してきた食品メーカー側の抵抗もあったのだろう。さらに、それに関与する科学の複雑さも、何らかの関連があったに違いない。これまでに脂肪のような特徴のない物質がこれほど複雑な働きをすると、誰が考えたであろうか[※※]。それは、紆余曲折を経てこれらの脂肪酸を理解してきた歴史と、異なる系列の脂肪酸バランスが健康にとって不可欠であるという、非常にゆるやかに形成されてきた認識とも何

[※※]　大切なことは目には見えない『星の王子さま』サン・テグジュペリ（訳者注）

らかの関係があるものと思われる。

　筆者が本書を執筆した理由は次のとおりである。つまり、この脂肪酸の歴史を述べることは、私たちの食べ物および栄養学的観点の両方からオメガ-3系脂肪酸がなぜ除去されるにいたったかを理解するのに役立つかもしれないし、さらに、除去されたそれらの脂肪酸をいかに取り戻すかの方法を見つけることに役立つかもしれないからである。また、研究が構想され、医学を支配する考えを再整理することは、策定されたアドバイスのどこが問題であったのかを明らかにし、そして修正する勇気を与えてくれるかもしれないからである。本書は、私たちの食べ物から除去された脂肪酸への賛辞である。また、これは、研究者らがこの除去された脂肪酸を、いかにして『脂肪酸の女王』であると捜しあてたかを記録した歴史書でもあり、栄養学の推理小説でもある。それは、グリーンランドやアフリカや多くの欧米諸国を舞台として繰りひろげられ、欧米諸国の人々は心臓病の流行という形で「この脂肪酸の不足」を最初に経験したのである。

　数多くの理由から、私たちはこの脂質栄養の歴史上の重大な転換点にたどり着いたと考えている。なぜなら、私たちはこれまで数十年にわたり、コレステロールや飽和脂肪酸の少ない食べ物を食べるよう指導を受け、バターや豚脂など直鎖飽和脂肪酸を高い割合で含む食品を避け、そしてコレステロールや飽和脂肪酸を米国の食品から減らしてきた。しかし、心臓病は相変わらず、多くのアメリカ人を苦しめ続け、そしてこんにちでは、肥満と糖尿病の多発と蔓延に直面しているからである。飽和脂肪酸やコレステロールを問題と考えたことのどこが間違っていたのだろうか。これらを減らしたのに、なぜ私たちの健康に対する悩みの種がなくならず、逆に倍化しているのだろう。この不健康状態を招く様々な原因として、1食当たりの多い分量、エネルギー摂取過剰、異性化糖※※※）やトランス脂肪酸の増加と運動量の低下などが考えられてきたが、これらすべてが何らかの形で、こうしたの症状に関与しているに違いない。し

※※※）　ショ糖や高フルクトース・コーンシロップ＝異性化糖（別名「ぶどう糖果糖液糖」）など（訳者注）

かし、オーストラリアの研究者が発見したように、ほとんどの食品に含まれる特定の脂肪酸がエネルギー代謝を下げると知った時であり、また多くの食品加工会社がエネルギーバランスの維持だけでなく心臓病を予防するのに重要であるオメガ-3系脂肪酸を日常的に除去していることに気づいた時だからである。

2006年1月1日付けで効力を発した、米国の新しい食品表示制度は、食品会社に製品のトランス脂肪酸量の表示義務を求めるものである。こうした食品表示は、消費者にこれらの（変換した）脂肪酸を避けることを可能にする良い制度である。トランス脂肪酸は、水素添加法により、植物油を固形化し安定化させる（酸化されにくくする）際に生じる。しかし、もし食品製造会社が同様に、トランス脂肪酸を不健康な脂肪酸に置き換えるだけであれば、食品表示では大きな効果はまず望めない。表示は食品製造会社のトランス脂肪酸へのヒステリー対策になりかねない。

一般消費者は通常1度に1つの悪者にしか焦点を当てられないことはよく知られているので、食品製造会社はトランス脂肪酸を飽和脂肪酸、あるいは一価不飽和脂肪酸、オメガ-6系多価不飽和脂肪酸に換えた。これらの多価不飽和脂肪酸も多くの二重結合をもち（オメガ-3系不飽和脂肪酸より二重結合の数はいくぶん少ないので、より安定ではあるが）、健康には不可欠である。しかし、これらの脂肪酸は、オメガ-3系不飽和脂肪酸と細胞や生体膜内での場所を取りあい、互いに競合する。そして、研究で明らかに示されたように、それらの脂肪酸は人間の健康に対し、非常に異なる作用がある。良い奴と悪い奴、良い脂肪酸と悪い脂肪酸という考え方をやめる時である。そして評価が低く、しばしば有害と考えられる栄養素に対する、より多面的な見方や、すべての脂肪酸は人間の栄養に対しなんらかの役割をもっているという認識や、そして私たちの食物中にそれらの脂肪酸がただ存在するだけでは病気は発症せず、それらの不均衡により病気が発症するという認識を発展させる時である。

同時に、こんにちでは、生物学者は多くの異なる種類の脂肪酸を生合成するため遺伝子組換え植物を作りだすことができる。生物学者は、たとえば、海洋植物のDHA合成遺伝子をほうれん草に挿入することなど、すぐにもできそ

うである。これらの遺伝子工学で作られた植物のなかには、食物中から失われた脂肪酸を取り戻すことも可能になるので、人の健康への朗報となるものもあるだろう。他にも人体にとって初めてか、あるいは、以前にみられなかった量を入手することも可能となるだろう。しかし、長期間を経ての人体への影響は誰にもわからないことである。科学者は私たちがよく知っている料理用油脂やサラダ油を従来の雑種交配法、さらに、遺伝子組換え法でつくり変えているが、これらの新しい油のなかにはこれまでの品質に及ばないものもある。

　たとえば、カノーラ油は、健康に良いと連想させる油の一つである。なぜなら、この油はオメガ-3 系脂肪酸の親脂肪酸であるアルファ-リノレン酸含有量が高いからである。カノーラ油は米国に 1985 年に導入され、単品ながらここ数十年での米国における食事中オメガ-3 系脂肪酸量の増加に多少の貢献をしてきた。その一方で植物学者らは、アルファ-リノレン酸量の低いナタネの品種を開発し、その種子はカノーラ油の生産に使用された。これは、まさに、植物学者が大豆のアルファ-リノレン酸量の低い品種を開発した場合と同様である。その新しく開発された品種の油は酸化されにくく、水素添加を必要としないかもしれないが、あまり有益ではない。

　この脂肪酸の歴史に関連して、他に差し迫った執筆理由は、水銀や PCB（ポリ塩化ビフェニル）による魚介類汚染に関する困惑と不安である。特に妊婦や授乳婦は深刻な窮地に立たされている。なぜなら、魚介類の油は幼児の脳や眼や心臓の適切な成長に役立つと言われているが、水銀は周知のように神経障害を起こすからである。また 1 週間に 2 食、魚料理を食べるよう推奨されているが、ビン長マグロは避けるよう、また 1 週間に約 170g 以上は食べないよう警告されている。魚介類が大好きな人でさえも二の足を踏むような奨めである。PCB 問題もまさに同様に混乱している。なぜなら、米国食品医薬品局（FDA）は、ほとんどの供給魚介類についても、そして注意を促す環境保護団体に対しても、PCB はなんら脅威を与えるものではないと言っているからである。

　妊婦や授乳婦でない人も汚染物質は心配である。思慮深い人は（特に 1 週間に 2 回、魚を食べるようにという助言を真面目に受け取るならば）、海の保全と魚資源の持続性に関心をもつに違いない。商業魚種の 70% 以上が「完全な

活用がなされていない、または獲り過ぎ、または絶滅の危機」にあると言われる時に、魚を食べることだけがオメガ-3系脂肪酸摂取量を増加させる唯一の方法でないことを理解することが重要である。しかも、後で説明するように、魚を食べることが最も有効な方法ではない。海や河川や湖水環境を保護することは多くの理由で重要である。しかし、ただ単に魚を食べるだけでは、この栄養問題は解決することはできない。

　この脂肪酸の歴史を書くのにちょうど良い時機でもある。なぜならオメガ-3系脂肪酸に関連した研究を最初に報告した多くの研究者が引退するか、または引退が間近いからである。しかし、彼らはまだとても元気で、筆者がミネソタ州、コペンハーゲン、ロンドン、ワシントンを訪問した際や、オハイオ州、スウェーデン、イタリア、カナダに電話取材した際も研究者の方々のこれまでの研究秘話や生い立ちを本人から直接伺うことができたからである。彼らは、異なる系列の脂肪酸が細胞内でどのように作用するか、直接実験を通して知っている。彼らは米国や他の西欧諸国の人々のオメガ-3系脂肪酸量が著しく減少していることを示すデータを集め、それらの脂肪酸減少と心臓病などの疾病との関連を初めて報告した。他の研究者らはその研究を発展させ、オメガ-3系脂肪酸が健康で栄養状態の良い人びとでいかに機能するかを明らかにし、神経細胞や心臓細胞のような活動的で迅速性が求められる細胞内でのDHAの特別な役割について報告した。

　筆者は、DHAが人や動物のどの組織に存在するかという2、3の例を追加し、オメガ-3系脂肪酸の中で最も長鎖で、最も不飽和度の高いDHAが生命の最も速い仕事に必要とされる、新たに理解が進みつつある例を挙げこの序論を終えたい。

　人の体で最もDHA濃度の高い組織は、すでに述べたように、この章で焦点をあてた眼を含む脳と眼の神経組織である。2番目にDHA濃度が高いのは精子である。精子は最も速く、中でも最も競争を強いられるレースを泳がなくてはならない。その次は、心臓の筋肉（心筋）である。心筋は1分間に70回、一生のうちでおよそ20億回拍動する。

　DHAは微量ではあるが、人体の他のあらゆる部分にも広く存在する。その

濃度は運動や遺伝、さらに食事により影響を受ける。持久運動をしている運動選手はあまり活動的でない人に比べ、筋肉中に遥かに多量のDHAをもっている。アリゾナ州に住むピマ・インディアンは、Ⅱ型糖尿病またはインスリン非依存性糖尿病の発症率がもっとも高い集団と報告されているが、その筋肉中DHA量は他の集団に比べかなり少ない。科学者はこの知見を、遺伝的な差異により生じたと考えている。

　ハチドリは、生物界で最も速い生き物の部類に入る。この鳥の飛翔筋は、1秒間に52回羽ばたき、DHA[注2]を極めて多量に含むが、肢の筋肉はさほど多量に含まない。ガラガラ蛇では、伸縮回数の多いガラガラ鳴る筋肉は、伸縮回数の少ない胃の筋肉より、はるかに多量のDHAをもっている。

　両生類は一般的に、哺乳類や鳥類に比べ組織中DHAレベルは低く、代謝速度も低い。しかし、魚類はより高いレベルのDHAを有する。これは魚類が高圧、低温、暗環境下に生息していることを考えれば理解できる。したがって、魚類はより柔軟性の高い細胞膜が必要であり、しかも藻類や他のオメガ-3系脂肪酸を豊富に含む餌が容易に入手できる。

　最後にカリブー（北米のトナカイ）と冬眠する動物について述べる。カリブーは極北の凍ったツンドラ地帯を歩き、そのひづめは太ももの筋肉に比べ、より多くのDHAを有する。DHAは永久凍土とじかに接するひづめ部分の血液循環を改善する。コロラドに生息し腹部が黄色のマーモットのように、冬眠する動物では、冬眠中の組織DHA濃度は、覚醒している時よりはるかに低い。冬眠するために動物はDHAを失うのではない。オメガ-3系脂肪酸の豊富な食事が食べられる時季には、むしろ動物の代謝は下がらないので冬眠に向かわない。

注2）　ハチドリのDHAはどこからきたのか、不思議に思っておられる読者のために書き添える。ハチドリは花の蜜だけでなく、口ばしを開き、空中の昆虫も捕える。昆虫がハチドリのDHAの給源である。

第2章

グリーンランドへの遠征調査

ああ、鯨の脂肪を余分な脂身と呼ばないで！

エリシャ・ケント・ケーン医師（Dr. Elisha Kent Kane, 米 極地探検家, 1820-1857）

　DHA、言わば速変わり芸人、速く変化する達人は、科学者が最初に注目したオメガ-3系脂肪酸ではなかった。科学者が、DHAより前に興味と関心をもった脂肪酸はエイコサペンタエン酸で、筆者が前章で細胞間シグナルの抗炎症性メディエーターと呼んだ脂肪酸である。エイコサペンタエン酸という名前はその分子構造を表している。すなわち、20個（ギリシャ語で20をエイコシ（eikosi）という）の炭素と5個（ギリシャ語で5をペンタ（penta）という）の二重結合をもつ脂肪酸は1970年代になり、よく知られるようになった。それは、エスキモー人には心臓病がみられないという話を聞き知った二人のデンマークの医師がグリーンランドを訪れ、調査を思いついた後の出来事であった。エスキモー人に心臓病が見られないということが、二人の医師には、たいへん奇妙に思われた。なぜなら、イヌイットとしても知られているエスキモー人は、その名が示すとおり、多量の海獣の脂身や脂肪を食べるからである。脂肪こそが、心臓病を起こす食事の元凶（主犯）ではなかったのか。

　心臓病や狭心症は、専門家でない人びとが時に動脈硬化と呼ぶ状態である。なぜなら、多くの場合、動脈壁の内層がロウ（蝋）様物質であるコレステロールで埋め尽くされていることを特徴とするからである。そして医師は、時に心臓病をラテン語でmorbus medicorum（医師の病気）と呼ぶこともある。なぜなら心臓病は高い頻度でとりわけ医師を襲うからである。ところが、心臓病は、20世紀初頭では、ほとんど知られていなかった。しかし、20世紀

中頃には、デンマークや米国等の国々では心臓病が死因の第1位となり、少なくとも米国では、癌が死因の第1位になる 2004 年まで、首位を保ち続けた。1955 年、デンバーでの休暇中に、米国大統領（第 34 代）ドワイト・デビット・アイゼンハワーを襲った心臓発作のニュースに、アメリカ人は、この未知で突然に急上昇した心臓病の原因を見つけ出そうと奮いたった。

　1960 年代には、1 つの大規模疫学研究（フラミンガム研究）が、人の血液中コレステロール値とその人の心臓病危険度に関連があることを立証した。もう一つの疫学研究（7 カ国研究）では、心臓病の有病率や集団の血中コレステロールレベルが脂肪エネルギー比率と関連があることを報告した。

　しかしながら、これらの関連は、決して完璧なものではなかった。たとえば、ギリシャ人を含む、多量の脂肪を摂取しているいくつかの集団の中には、心臓病罹患率の低い集団もあったし、血清コレステロールレベルが低いにもかかわらず心臓発作で死亡する人もいた。血清コレステロールとは別の脂質、例えば、トリアシルグリセロール（植物や動物の脂肪を貯える形態）や、リン脂質（細胞膜の構成成分）や、リポタンパク質（動物での脂肪輸送のためのタンパク質と脂肪の複合体）を用いた心臓病の新しい血液スクリーニング検査方法が開発され改良されつつあったので、多くの医師はこれらの新しい検査方法によって、心臓病の適中度が一層高くなるだろうと期待した。

　それらの医師の中で、2 人のデンマークの医師はオール・ポー市北部に高脂血症[※] すなわち、血液中の脂質量が異常に高い患者を治療するための診療所を開設する予定であった。ハンス・オラフ・バング（Hans Olaf Bang）は華やかな人物で "H.O." として知られていた。彼はパイプをくゆらし、ベレー帽をかぶり、長い灰色のケープを着用していた。ヨーン・ダイアバーグ（Jørn Dyerberg）はバングの若い研修医の 1 人で、最も新しい血液スクリーニング法をすべて習得し、それらを使用する準備を整えていた。

　しかし、1969 年 5 月に、バングは自分たちの研究の方向と場所を変える、ある重要な論説を読んだ。デンマーク医師会雑誌（*Ugeskrift for Læger*）

※）　日本では 2004 年より脂質異常症に名称変更（訳者注）

は、医師のために発行される週刊雑誌で、デンマークの米国医師会雑誌
（*Journal of the American Medical Association, JAMA*）に相当する世界で
最も歴史ある医学雑誌である。この雑誌に、グリーンランドに長期滞在した、
ある1人の医師が、デンマーク自治州のグリーンランドに住むエスキモー人
は、ほとんど結核や感染症で死亡し、動脈疾患で亡くなる人はいないという事
実を記述していた。バングはこの小記事に注目した。その理由は、彼の現在の
興味は、もちろんであったが、1950年代にバングは、若き医師としてグリー
ンランドで流行した、はしかの治療に従事したことがあり、その時以来、グ
リーンランドに戻る手だてを探っていたからでもあった。「グリーンランドを
訪れた多くの人が陥るように、彼はグリーンランドに恋してしまった」とダイ
アバーグは1994年に他界した仲間のことを思い起こしていた。

　そのため、バングはその論説を読んだ時、ダイアバーグに向かい「行こう、
グリーンランドに行こう。そしてエスキモー人の血液中脂質がどんな状態か調
べてみよう」と言った。バングはエスキモー人のこの明らかな矛盾に好奇心を
かき立てられた。なぜならエスキモー人は多量のあざらしや鯨の脂身を食べて
いることが知られていたからである。この分野の卓越した研究者の一人で「7
カ国研究」の代表を務めたアンセル・キーズ（Ancel Keys）が、脂肪摂取量
と心臓病との関連性が弱まるとして、理由はともかく、エスキモー人の不都合
なデータを使わず採用しなかったことを、バングは知らなかったし、気にも
かけていなかった。キーズは「実際、エスキモー人の冠状動脈疾患の発症率
はまったく知られておらず、ノルウェー人では稀ではないにもかかわらず、海
産生物油を摂取しているため、エスキモー人では冠状動脈疾患がみられず、ノ
ルウェー人では稀であるという想像力豊かな記述に、水産業界は元気づけら
れている」という独特の確信をもって1957年に英国の医学雑誌、ランセット
（*The Lancet*）に論文を発表した。

　バングは、ただちにデンマーク医師会雑誌の論説について追跡調査するこ
とを決めた。そして彼とダイアバーグはグリーンランドでの現地調査計画に着
手した。彼らは有名な研究者ではなかったので、研究に必要な資金を調達する
ことは並大抵なことではなかった。彼らは、手始めにグリーンランドから入手

することのできる医学診療記録のすべてを集めた。その中の約 2,000 人のデータを基に計算するとグリーンランドの心臓病死亡率は、デンマークに比べて確かにはるかに低く、わずか 1/10 に過ぎなかった。彼らは、このグリーンランドの心臓病死亡率の情報を用いて説得し、デンマーク心臓協会、さらにオール・ポー市にある銀行や個人にも資金提供のお願いに回った。彼らは、最終的に、合計で 10,000 ドルの研究資金を集めた。

　すでにこの間、バングとダイアバーグは、グリーンランド在住の医師たちに、この研究に最適な調査候補地について助言を求め始めていた。彼らは、狩猟や漁労で今もなお生計を立てているエスキモー人の集落に入り調査することを希望した。なぜなら、エスキモー人の食事中に存在する並はずれた量の魚や肉が、心臓病の予防になんらかの関係があると推測していたからである。しかし、医師らは血液試料をすぐに分析できる実験室を使用する必要があった。リポタンパク質は脂肪が全身を循環する複合体で、24 時間以内に分解してしまう。そのため、これまでの経験から、それらの検査はただちに行う必要があった。

　脂肪になぜこの種の運搬介添役が必要なのか、読者には一見しただけではわからないかもしれないので、この物語をいったん中断し、手短かに説明する。タンパク質と複合体を形成していない脂肪は水溶性の血液には溶けないので、細胞膜や血管壁に付着するに違いない。生体は、脂肪が循環できるようにするため、狼を羊の皮で被せるように、内側が疎水性で外側が親水性であるタンパク質の中に脂肪を詰め込み、脂肪を変装させなければならない。これは複雑だと思われるが、実際にそうである。こうした複合体は、脂肪が 1 つの細胞または組織から他に渡される時にはいつでも分解され再構成されなければならないからである。この過程には多くの受容体やタンパク質が関与する。しかし、その見返りとして、脂肪によって供給される特別なエネルギーがある。炭水化物やタンパク質は約 4kcal/g しか供給できないのに比べ、脂肪は 9kcal/g を供給する。そして脂肪は、水に強い耐水性の構成材料として、細胞の生体膜を形成する際に利用される。

　最終的に、バングとダイアバーグはグリーンランド西海岸にある小さな街、ウマナクを調査地として決定した。なぜなら、その街には距離にしてちょうど100km以内にエスキモー人の7つの集落と20床のベッドをもつ病院があり、この病院はグリーンランドで最も北に位置し、電気設備のある小さな実験室もあったからである。バッフィン湾の入江にあるウマナクは、イヌクティトット語で「心臓」を意味し、町郊外にある心臓の形をした珍しい山にちなんで名づけられた。彼らは当時そのことを知らなかったが、ダイアバーグによると「これ以上の良い場所は得られなかった」とこんにちでも述べている。

　結局計5回のグリーンランドでの現地調査を行うことになるのであるが、その最初の調査で、バングとダイアバーグと女性技術者のアセ・ブロンドム・ニールセン（Aase Brøndum Nielsen）らは、伝統的な生活をしているグリーンランドエスキモー人と、グリーンランドに住んでいるデンマーク人（しかし典型的なデンマーク食である乳製品と豚肉を食べている）と、デンマークに住むエスキモー人の3グループについて血液中脂質を測定し、単に比較するつもりであった。そのため、彼らはできれば8月下旬に行きたかった。その時季は、グリーンランド西海岸のフィヨルド（峡湾）を帆船で往き来するのに最も良く、しかも1年のうち狩猟や漁労をする時季で、エスキモー人がオヒョウやアザラシや鯨の肉やそれらの多量の脂身を含めた伝統的な食事を食べている時季と考えたからである。

　確かに、その食事がバングとダイアバーグが解明したい問題の核心であった。エスキモー人の脂肪摂取量は多かったので、血液中脂質も高くなるのであろうか。もし血液中の脂質レベルが「高かった」なら、血液中の脂質レベルが心臓病を予測する有効性に疑問が投げかけられることになろう。もし血液中の脂質レベルが「低かった」なら、広く受け入れられている脂肪摂取、特に動物性脂肪を減らそうという推奨アドバイスの根拠は弱まることになるだろう。

　3人のデンマーク人はデンマークから飛行機で、グリーンランド西岸のソンドレ・ストロームフィヨルドにある米軍基地へ飛んだ。そこから乗客や鯨肉や他の荷物を乗せた小型船で北へ向かった。ウマナク沖の海で病院から派遣されたポーターが彼らを出迎え、3名のデンマーク人と所持品をずっと小さな帆船

に移し換えた。この帆船は、後に彼らをエスキモー人の居住地に水先案内をすることになる船であった。

　こうして、次々と遠く離れた居住地へと帆走する（ダイアバーグとニールセンも同感であった）、すばらしい3週間が始まった。そこで彼らはコーヒーを飲み、居住民と（通訳を介し）話をして調査を開始した。そして、少なくとも居住民の何人かには、午前中の空腹時に採血できるようお願いした。午前に来てもらうもう一つの理由は、3人の研究者がその血液を検査するため、帆船でウマナクまで帰らなければならなかったからである。調査場所がウマナクから離れており、前日から宿泊しなければならない夜には、店の隅や学校や教会など、眠ることができる所ならどこででも眠った。ウマナクでは3人は病院内の1つの部屋を共同で使用した。

　「私たちはボーイ＆ガールスカウトのようだった」、「その上、長い北極地方の昼間（白夜）は睡眠のためには長くなかった」と、デンマークのニールセンの自宅を訪問した際、彼女から聞いた。睡眠の代りに、よく笑い、ポーカーで遊び、午前2時に海岸を歩き、自分たちの研究について語りあった。バングは常に変わる氷山の光景や、さらに、エスキモー人の狩猟道具や家をスケッチした。程なくして、ダイアバーグとニールセンもバングと同じようにグリーンランドに心を奪われてしまった。「街から離れると完全に音のない世界であった」「まったく音のない、そして、どこまでも果てしなく上に広がる空と、どこまでも限りなく広がる海に人は包み込まれる。人は宇宙の一つのとても小さな点のように感じられた」とニールセンは回顧する。

　たった一つニールセンが好きになれなかったものはアザラシの肉で、それは日常の食事によく出された。ダイアバーグはフライにしたアザラシ肉は好きだった。しかし、自由に走りまわり、夏の期間は自分たちで餌をあさる数百頭のソリを引く犬には悩まされた。彼らが訪問した居住地の一つには95人の住民と約950頭の犬が一緒に生活していたが、ダイアバーグは常に大きな石を自己防衛のために持ち歩いていた。

　調査したエスキモー人ら自身は好奇心旺盛で友好的であった。けれども、ニールセンの目には驚くほど貧しく、角砂糖を通してコーヒーをすする習慣の

ためひどく歯が悪かった。「彼らは本当にわずかな物しか持っていなかった。ただ着る物と道具と犬と、石と芝土で建てた小さな家だけであった。しかし、彼らはユーモアをよく解し、私たちに非常に協力的であった」とニールセンは思い返す。最終的に130名のエスキモー人、男性61名、女性69名が、この研究のボランティア被験者となった。エスキモー人の血管を流れる血液中の何かが著しく異なると最初に疑ったのはニールセンであった。ニールセンの午前の担当は採血であったが、彼らの出血が止まるまでの時間がいかに長いかにすぐ気がついた。ほとんどのデンマーク人やアメリカ人は2〜4分だったが、エスキモー人は少なくともその倍は長かった。ニールセンは、その当時、エスキモー人は鼻血が頻繁に出るといううわさを知らなかった。そして、バングとダイアバーグも、いわゆる、エスキモー人の「長い出血時間」と「低い心臓病の発症率」が関連しているかどうかを疑いはじめるのはずっと後になってからであった。

　採血後すぐに遠心分離し、ニールセンは血漿を取り出した。それから12時間以内に彼女または同僚が、血漿試料をゲル濾紙片にのせ、電気泳動装置を作動させた。この操作で血液リポタンパク質を密度（ここでは荷電）に従い3種類に分離した。これらは、低密度リポタンパク質、つまり、LDL（ベータ - リポタンパク質として当時は知られていた）、超低密度リポタンパク質、つまり、VLDL（プレベータ - リポタンパク質）、そして高密度リポタンパク質、つまり、HDL（アルファ - リポタンパク質）であった。被験者の残りの血漿は凍結され、すぐに測定する必要のない検査、例えば総脂質量、コレステロール、リン脂質、トリアシルグリセロール濃度などは、デンマークに持ち帰り測定された。

　これらの検査はすべて、当時でも日常的に行われていた。グリーンランドのエスキモー人の血液リポタンパク質レベルは、高密度リポタンパク質（HDL）以外のすべてのリポタンパク質レベルで、デンマーク人に比べ、有意に低いことが明らかとなった。血液中の脂質レベルも同様に、すべての脂質レベルが低く、リン脂質だけは同レベルであった。この結果は、エスキモー人の心臓病の低い発症率を考慮すれば、驚くにはあたらなかったが、彼らの食事中

の多量の動物性脂肪やコレステロールを考えると、驚くべきことであった。さらに、これは遺伝的な差異ではなく食事の結果と考えられた。なぜなら、デンマークに住むエスキモー人の血液中脂質組成はデンマーク人の組成と似ていたからである。

　バングとダイアバーグとニールセンは、ランセット誌の論文で、次のような説明を暗に示した。「おそらく、エスキモー人が食べた動物の脂肪組織に多量に存在する多価不飽和脂肪酸かもしれない」。なぜなら、多価不飽和脂肪酸は当時すでに、血漿コレステロールレベルの増加を抑制することが知られていたからである。鯨やアザラシの脂肪組織に多価不飽和脂肪酸が多量に存在するということは、ただ単なる推測にすぎなかった。こんにちと違い、当時はほとんどの魚類や海洋動物の脂肪酸組成については知られていなかった。しかし、彼らの推測は脂肪酸に関して入手可能な2つの情報、つまり、すでに分析されていた魚である鮭の脂肪酸組成と、「動物の脂肪組織の脂肪酸組成は動物の住む環境温度が低くなるに従い、より多くの多価不飽和脂肪酸をもつように変化する」という考え方に基づいていた。

　最初にランセット誌して発表した時、ダイアバーグが、「単なる好奇心」と言っていた、例の論文は、その後ニュートリションレビュー誌（*Nutrition Reviews*）に「栄養学の古典」と銘打ち再録されたが、奇しくもその論文は心臓病罹患率の低い集団では高密度リポタンパク質（HDL）濃度が高いという知見を示す、まさに最初の報告となった。HDLは、こんにちでは、「善玉コレステロール」として多くの人々に知られている。なぜなら、HDLは、細胞の過剰または損傷を受けた脂質（主にコレステロール）を取り除き、再利用または排泄のために肝臓に送り返されるからである。HDLの成分はほとんどがタンパク質であるため密度が高い。食後の脂肪を集め、組織に運ぶ働きをするLDLやVLDLのようなリポタンパク質に比べ、HDLは運ぶ脂質の積み込み量が少ないので、血液により溶けやすい。

　このデンマークの研究者らの次の段階は、「次の思いがけない幸運」とダイアバーグが呼んだとおり、グリーンランドから持ち帰った130人分の凍結試料をさらに徹底的に分析をしたことであった。彼らはエスキモー人の血液中脂

質の基本的な構成単位である、50種くらいの種々の脂肪酸について、飽和脂肪酸と不飽和脂肪酸の両方を測定することを決定した。生体は脂肪酸をトリアシルグリセロールやリン脂質合成のため、さらにコレステロールのエステル化（または結合）に用いる。生体のほとんどのコレステロールは、動脈壁に形成されるプラーク（粥状病変）中のコレステロールを含め、いずれかの脂肪酸とコレステロールエステルを形成している。

　バングとダイアバーグはこのような分析に必要なこの種の機械をすでに持っていた。それは気体・液体クロマトグラフ（以後、ガスクロマトグラフ）分析装置で、新しい診療所開設のために入手していたが、これまでほとんど使用していなかった。ガスクロマトグラフ分析法は、高品質の石油に安い粗悪油が混ぜられ薄められた疑いがある時、ある種の化学的指紋（証拠）を示すため、1950年代に石油会社により開発されたものである。だが、その分析方法はすぐに生物・医学界において脂肪酸組成を分析するために導入された。ガスクロマトグラフ分析法が発明されて初めて、脂肪や油を形成する個々のすべての脂肪酸を分離し測定することができるようになった。脂肪酸の分離と測定が可能になり、研究者は個々の脂肪酸の性質やその影響を識別できるようになった。この装置では、脂肪酸は、脂肪酸の沸点や分子量、さらに、二重結合の数と種類（位置、構造）を合わせた関数（カラムとの相互作用）に基づき分離される。短鎖飽和脂肪酸は、ガスクロマトグラフ分析装置の長いカラムを通って最初に現れる。それより長鎖の飽和脂肪酸はその後に分離され、長鎖不飽和脂肪酸は最後に分離される。個々の脂肪酸がカラムを通過すると、その脂肪酸は炎で燃焼され信号を発生し、ピーク波またはスパイク波として記録される。

　「狩猟や漁労で生計をたてているエスキモー人の試料を、今すぐにでも集めに行こうとする者は、他に誰もいないと思う」とバングが話していたことをダイアバーグは忘れられない。「だから、私たちはこれらの試料を徹底的に分析しよう。そしてそのデータを発表しよう。そうすれば、そのデータは公開され誰もがみることができる。世界は変わりつつある。だから人びとに1970年のエスキモー人はこのようであったことを知らせよう」。これらの言葉は予言的であった。なぜなら、エスキモー人が西洋食生活の多くの面を受け入れれば、

グリーンランドと、デンマークや米国などの西洋諸国の心臓病罹患率の差異は20 年以内にほぼ完全に消滅する可能性があるからである。

　「これらの試料を徹底的に分析しよう」という決定も賢明であった。なぜなら、これらの詳細な研究結果は、すぐさま非常に興味深いものとなったからである。ダイアバーグとバングが、エスキモー人とデンマーク人の脂質中のすべての種類の脂肪酸を分離し測定した時、2 つの集団に著しい違いを発見した。特にエスキモー人の血液には、ダイアバーグとバングがアラキドン酸（これは、ピーナツで発見された飽和脂肪酸のアラキジン酸と炭素鎖長が同じであったが、多くの二重結合をもつので、1913 年にアラキドン酸と命名された。）と同定したごく少量の 1 つの不飽和脂肪酸と、その時点では同定できなかった非常に多量の 1 つの脂肪酸がみつかった。この同定できなかった脂肪酸のピークはグラフのほぼ最後尾に現れたので、このピークはアラキドン酸より長いか、より不飽和度の高い脂肪酸と考えられた。エスキモー人はデンマーク人より 7 倍この不思議な脂肪酸をもち、アラキドン酸量はデンマーク人の約 1/7 しかもっていなかった。

　ダイアバーグとバングは、アラキドン酸が、その当時、人の健康に必須な脂肪酸として唯一知られていたリノール酸の鎖長伸長反応により派生した脂肪酸であることを知っていた。しかし、もう 1 つの不思議な脂肪酸が何であるかを解明するため、ダイアバーグが米国に飛び、ラルフ・ホールマン（Ralph Holman）を訪問すべきだと判断した。ホールマンは脂肪酸に関する世界的権威でミネソタ州オースチンのホーメル研究所で研究に従事していた。オースチンは、州都セントポールの南、約 130km（80 マイル）に位置していた。

　ホールマンは強力で新しい技法であるガスクロマトグラフ分析法を動物の脂肪酸研究に最初に用いた研究者の一人であった。そして、ダイアバーグのグラフの大きなピークを、すぐにエイコサペンタエン酸と同定することができた。エイコサペンタエン酸はアラキドン酸と同じく炭素数は 20 であるが、二重結合を 1 つ多くもっている。

　ホールマンは、グラフの最後尾にあるもう 1 つのやや小さいスパイクも、DHA と同定した。このスパイクもエスキモー人の方がデンマーク人より大き

かったが、そのスパイクのピークはかなり小さく、エスキモー人とデンマーク人との差はエイコサペンタエン酸の差ほど大きくなかった。

　そのためダイアバーグの注意を引き、心を捉えたものは、エスキモー人の血液中に存在する多量のエイコサペンタエン酸であった。ホールマンの研究室を出発する時、ダイアバーグが何度も何度も口にしたその言葉を、ホールマンは記憶している。「エイコ…エイコサ…エイコサペンタエン酸」。

第**3**章

いかにしてオメガと命名されたか

わたしはアルファ（*α*）でありオメガ（*ω*）である、始めであり終わりである。わたしをおいて神はない。(ヨハネの黙示録1:8, 21:6)

　ヨーン・ダイアバーグとラルフ・ホールマンが話題に取り上げなかったことは、二人の個々の取材での回顧談から推し測るしかないが、ホールマンの過去30年以上にわたる研究内容であった。それは酵素の基質結合部位や細胞膜を構成するリン脂質の脂肪酸分子をめぐるアラキドン酸とエイコサペンタエン酸などの脂肪酸同士間の競合を明らかにした研究である。この話題が取りあげられていれば、ダイアバーグとバングのエスキモー人に関する特殊な発見は、より幅広い枠組みに位置づけられたであろうし、健康的な食事におけるオメガ-3系脂肪酸の役割について、より早く理解することができたに違いない。

　ホールマンは、ダイアバーグを自分が研究をしているホーメル研究所のあちこちを案内した（不飽和脂肪酸に関する最も重要な研究が、飽和度のきわめて高い肉の加工食品であるスパム※）を製造している会社からの資金提供を受けて行われたのはいささか皮肉なことである）。しかし、どういう訳か、ダイアバーグは新しい情報をすでに積み込みすぎていたためかもしれないが、二人はこの脂肪酸同士間の競合や、いかにしてホールマンと大学院生らがネズミの飼育実験から苦労して代謝的な競合（拮抗）という、すばらしい考えにたどり着いたかということを話題にしなかった。

　魚を食べることは心臓病の予防に役立つ。それはダイアバーグとバングの

※）　米国ホーメル社発売の「豚肉ランチョンミートの缶詰」（訳者注）

グリーンランド遠征調査から生まれた医学的アドバイスであった。しかし魚の有効性については、ホールマンの研究を理解すれば明らかになるが、それは血液中を巡る他の脂肪酸が何であるかによって大きく左右される。魚の脂肪酸は、細胞の構成素材や脂質シグナルになる機会はあるのだろうか。言い換えれば、摂取した魚の脂肪酸は他のさまざまな種類の脂肪酸に押しきられ、数で圧倒され壊滅されてしまわないのだろうか。

ダイアバーグは、ホールマンの研究室からエイコサペンタエン酸とDHAの両方の標準物質を持ち帰った。これらの二つの脂肪酸は、デンマーク人よりも心臓病が少ないエスキモー人の血液中に、より多量に存在していた脂肪酸である。しかし、ダイアバーグはデンマークに、ある認識をもって帰らなかった。それは、ホールマンが1964年に論文で発表した「不飽和脂肪酸代謝は食事や代謝プール中に存在する他の脂肪酸濃度と種類により影響される」。換言すれば「バランスのとれた食事の考え方は、いくつかの多価不飽和脂肪酸と一価不飽和脂肪酸および飽和脂肪酸とのバランスのとれた比率について配慮しなければならない」という認識であった。

ほとんどの医師がこの重要な考え方をまだ理解していなかったので、ダイアバーグが正しい認識を欠いていたからと言ってもまったく驚くにはあたらない。また、米国農務省の当時の最も新しい食事ガイドラインにも、この点については述べられていない。その代わり、食事ガイドラインは供給食品中の脂肪を次々と悪玉にあげてきたため(飽和脂肪と動物性脂肪を1960年代に、熱帯性植物油を1980年代に、トランス脂肪酸を1990年代に)、国民は大変混乱をきたし、不信をいだき反抗的になり、すべての脂肪を好きなだけ食べている。もしホールマンの発見をもっと以前から取り入れていれば、多くの不調や狭心症その他の心臓病の問題から免れることができたに違いない。しかし、そうするためには脂肪に関するかなり複雑な知識を学ぶことが必要とされるであろう。そしてアレクシ・ド・トクヴィル(Alexis de Tocqueville)がかつて述べたとおり、米国人は複雑な真実よりも単純な嘘の方を好むという言葉がおそらく正しいのだろう。

　ラルフ・ホールマンはミネアポリスの路面電車運転手の息子として生を受けた。両祖父母はともにスウェーデンからミネソタ州アップサラ市への移民で、ホールマンはその孫にあたる。彼は人生のほとんどを脂肪研究に費やした。彼の脂肪に関する興味は1943年に始まったといえる。それは最初の博士論文の研究課題である糖代謝研究が、第二次世界大戦とマンハッタン計画（米国の原子爆弾開発計画）の開始により頓挫させられた時からであった。この秘密裏の作戦により、ミネソタ大学物理学科の仲間を含め放射性物質を扱う研究に従事していた多くの科学者たちが集められた。しかし突然、事実、ひと晩でホールマンは自分の研究の重要な材料である放射性グルコースも持たされずミネソタに送還された。ホールマンはミネソタ大学で医師と看護師を教えていたため、さらに、彼の体重が身長に比し軽すぎたため（ホールマンが入隊しようとした時、18kg（40ポンド）体重を増やしてから戻ってこいと言われた）、自身も兵役が免除された。そのため、ホールマンは論文・指導教員であるジョージ・バー（George Burr）を訪ね、新しい研究課題について相談した。すると、バーから脂肪酸を試しにやってみないかという助言を受けた。

　脂肪酸は常にバーの研究上の興味対象であり続けた。彼の名は、その脂肪酸研究により現在も最も記憶にとどめられている。しかし、その当時はまだ脂肪酸を単離して研究する適切な技術が不足していたため、彼は脂肪酸研究を後回しにすることを余儀なくさせられていた。

　その約10年以上前の1929年に、バーと妻のミルドレッド（Mildred Burr）は、脂肪がラットの必須栄養素であることを示し、栄養学の歴史をつくった。バー夫妻は、ラットの餌に脂肪が含まれていないと、皮膚がうろこ状になり、たとえ摂取エネルギーが健康状態を保つのに十分な量以上を与えられていたとしても、かなりの体重減少を起こすことを見いだした。無脂肪食を与え続けると、数か月後にはラットの尾は腫脹し次第に根元まで朽ち、腎臓は変性し結果、尿中に血液が漏れ出るようになる。オスもメスも生殖能力を失う。この脂肪欠乏ラットは、何らかの脂肪が与えられないと幼い時期に死亡してしまう。その脂肪の中でも豚脂は有効であったが、ココナッツオイルには効果がみられなかった。もし脂肪欠乏ラットに少量の適切な脂肪が与えられると、

「その治癒効果はよく知られているビタミンによる作用と同じくらい目覚ましい」とバー夫妻は記述していた。

　この発見について、かつてさまざまな論争が繰り広げられていたことを想像するのは現在では困難である。けれども、1929 年当時では、脂肪の機能はエネルギー供給と脂溶性ビタミンの運搬以外にはないという考えが科学的学説として完全に定着していた。脂肪は炭水化物から合成することができ、この反応は 19 世紀中頃から知られていた。そのため、科学者や栄養学者らは、ビタミンや必須アミノ酸は生体内で合成されないため必須であるが、生体内で合成できる脂肪は必須ではないと考えていた。脂肪が必須ではないと見のがした理由は、体内で最初から合成することのできる脂肪が、自然界に存在するいくつかの脂肪、たとえば、豚脂や魚油よりも硬く、より水素に飽和され、より流動性の少ない脂肪だったからである。脂肪が必須ではないと信じる考えが非常に優勢であったので、科学者のカップルであるバー夫妻をしても、自分たちの実験結果を正しく説明するのに 4 年もかかった。

　ひとたびバー夫妻により脂肪の必須性が確立されると、必須脂肪酸という専門用語が生まれた。しかし不飽和脂肪酸を精製する良い方法や組織中の種々の脂肪酸量を測定する良い方法がなかったため追試実験を行うことが妨げられた。リノール酸は 2 つの二重結合をもつ脂肪酸で、リノール酸含量が少ない順（昇順）に油を記すと、オリーブ油、豚脂、トウモロコシ油、ケシの実油である。しかしこれらの油は、無脂肪食を与えられたラットの欠乏症状態を完全に治癒することができたので、バー夫妻はリノール酸が必須脂肪酸であることは確実と考えていた（リノール酸（linoleic acid）とたいへんよく似た発音をするリノレン酸（linolenic acid）の違いを記憶するわかりやすい方法は、リノール酸という英単語にはリノレン酸に比べ 1 文字 "n" が少なく、リノール酸には二重結合が 1 つ少ないということで記憶しやすい）。しかし、バー夫妻はアラキドン酸の必須性については困惑した。その当時、夫妻はアラキドン酸がリノール酸から 2 つの炭素の鎖長伸長反応と 2 つの二重結合の挿入によって合成されることを知らなかった。そのため、リノール酸を含むどの油にもアラキドン酸が存在しないのに、なぜそのように強力な治癒効果が生ずるのか不思議で

あった。

　3つの二重結合を有する脂肪酸、つまりリノレン酸類もバー夫妻を当惑させた。中でもオメガ-3系脂肪酸の親脂肪酸で、最も多量に存在する分子種である、アルファ‐リノレン酸の必須性に関する混乱は、この領域で長期にわたる影響を及ぼした。バー夫妻がアルファ‐リノレン酸も必須脂肪酸かもしれないと考えた理由は、アマニ油（アルファ‐リノレン酸を豊富に含む）も、無脂肪食ラットの欠乏状態を治癒することができたからである。アマニ油は、リノール酸も豊富に含有しているが、これらの脂肪酸を後に分離できた科学者が最終的に理解したとおり、バー夫妻の実験での有効成分であった。他の研究者もさらに後に明らかにしたように、ラットはアルファ‐リノレン酸も確かに必要とした。しかし、アルファ‐リノレン酸や他のオメガ-3系脂肪酸の欠乏状態をつくるのはさらに一層難しかった。なぜならラットや他の動物も、これらの脂肪酸を執拗に離そうとしないからである。オメガ-3系脂肪酸欠乏状態をつくることは可能であろうが、リノール酸欠乏状態をつくるより、さらに長期間を必要とした。

　バー夫妻が1930年代に行うことのできたそれらの追跡実験の結果も、非常にわかり難く、完全に理解するのに数10年を要した。リノール酸がラットだけでなく人にも必須であることを証明するため、友達のひとりを被験者として6か月間、無脂肪食を与え続ける人体実験を行ったが不成功に終わった。今なら理解できるが、平均的に人は約0.9kg（2ポンド）のリノール酸を体内に蓄えているからである。その0.9kgのリノール酸を枯渇させるためには6か月より、さらに長期間を必要とする。成長し成熟したラットでは無脂肪食開始後ほんの数か月でリノール酸欠乏症状を示しはじめるが、健康な成人では、もっと時間がかかる。

　バー夫妻のボランティアとしてこの実験に参加したのは、ウィリアム・レドマン・ブラウン（William Redman Brown）という名前の生化学者であった。実験期間中、彼は砂糖、じゃがいも澱粉、無脂肪の特殊なスキムミルク、オレンジジュース、ミネラル、ビタミンと香料の入った食事しか与えられていなかったが、臨床的には良好であった。彼は、一度も風邪さえひかなかったの

で、科学者らは、リノール酸はラットには必須であるが、人では必須でないと間違った結論を下した。人における必須性は、静脈栄養法、すなわち完全非経口（完全静脈）栄養法（TPN）が外科手術や入院患者の栄養維持方法として開発された 1960 年代に最終的に証明された。TPN の最初の調整品には脂肪は含まれておらず、長期にその調整品を与えられた患者は、鱗片状皮膚などの症状を呈した。その症状はバー夫妻のラットのものと多くの点で似通っていた。その時までに、バー夫妻はすでにパイナップルの栽培を学ぶためハワイに移住し、その領域から完全に撤退してしまっていた。

ジョージ・バーは、1930 年代の研究テーマとして、必須脂肪酸に関する問題を取り上げず後回しにして、代りに糖代謝に焦点を当てていたが、それには多くのもっともな理由があった。しかし、1943 年に、ラルフ・ホールマンが新しい研究課題に関する助言をバーに求めた時、バーはある機器を獲得したばかりであった。それは最新式の分光光度計で、その機器を使うことにより、脂肪酸をもっと深く研究することのできる好機と考えていた。さまざまな数の炭素数と二重結合の配置により脂肪酸はそれぞれ異なる量の紫外線を吸収するので、バーはまだ答えが出ていないいくつかの問題に取り組むことが可能になるかもしれないと考えていた。それに加え、バーはおそらく、ホールマンの自宅のほとんどの家具を自分で作ってしまうほど慎ましく控えめな人柄と、課題を前に進めるために必要なあらゆる技術を開発し、いかなる装置も作ることができる、ある種の問題処理能力の才覚をみてとっていたためであろう。

このようにホールマンは、修理工、油まみれの男、そして油脂の権威者になったと、83 歳の時、こう冗談を飛ばした（彼は実際まだとても細身であった）。ジョージ・バーに 1938 年以来、資金提供していたホーメル社は、脂肪の酸化に関心があった。脂肪の酸化は脂肪の二重結合の数が増えるに従い指数関数的に上昇する。この脂肪の酸化が食品の酸敗の主な原因である。そのため、バーはホールマンにこの課題を研究テーマとして与えた。ホールマンは、この地味であるが、人間の健康に多大な影響をもつ研究課題をライフワークとした。「ほとんど既存知識のない、ほとんど競合相手のいない、そして、競争に勝つ機会がもっとも多くなる領域に解き放たれたこと」に、ホールマンは感

謝していた。

　ホールマンがこの脂肪研究領域に入った時代、誰もが興味をもっていた唯一の脂肪は、人間の健康問題だけに限ると、それはコレステロールだった。必須脂肪酸はラットだけに必要と間違って考えられていたし、胆石から1800年代前半に初めて単離されたコレステロールは、測定可能な最初の脂肪だったので皆の注目を集めていた。動物組織にしか存在しないコレステロールは、強酸（具体的には、硫酸と氷酢酸の混液）で処理すると、都合がよいことに青緑色に呈色した。ホールマンが1941年に化学専攻の大学院に入学した時、研究室にある実験操作マニュアルには、脂肪測定法としてはコレステロール測定のためのリーバーマン‐ブルハルト法（Liebermann-Burchard method）しか記載がなかった。

　しかし、ホールマンはコレステロールには興味がもてなかった。なぜなら、人間や他の動物も自らコレステロールを合成することができるからである。人間や動物は肉や脂肪を食べるたびに、コレステロールを摂取するが、自らの肝臓も代謝過程で生ずる、あらゆる2つの炭素断片（酢酸）からもコレステロールを合成することができる。コレステロールは、生体が合成することができないこれらの多価不飽和脂肪酸などとは異なり、植物や草食動物を介して摂取しなければならない脂肪ではなかった。「リノール酸とリノレン酸は、測定した他のすべての脂肪酸とは異なり、体液の重水から重水素を取り込まない」と2人の科学者は、重水素を生物学的標識として用い、動物にはこれらの脂肪酸の生合成能力のないことを最終的に証明した。そして、ルドルフ・シェーンハイマーとダビット・リッテンベルグは「これらの高度不飽和脂肪酸は食事から摂らなければならない」と1940年に報告した。

　ホールマンの最初の仕事は、バーが10年前に行き詰っていた仕事と同じであった。それは、すべての多価不飽和脂肪酸について純粋な標準品を調整することであった。これは一見均質で単一に見える、あらゆる脂肪または油を構成する脂肪酸の複雑な混液から1つの脂肪酸、たとえば、アルファ‐リノレン酸を単離することを意味した。魚油のトリアシルグリセロールにはおよそ50種類の脂肪酸が含まれ、大豆油のような植物油には少なくとも9種類の脂肪酸

が含まれる。飽和脂肪酸（たとえば、ステアリン酸やパルミチン酸）をこれらの混合物（油脂）から単離することは、比較的簡単な方法・手順である。なぜなら、飽和脂肪酸は互いに積み重なり、ジッパーを締めるような規則正しいジグザグ状の炭素鎖をもっており、室温でも結晶化または固形化できるからである。

しかし、多価不飽和脂肪酸は別の物質であった。炭素原子の間にある二重結合は脂肪酸鎖に鋭い屈曲をもたらし、それらの炭素上の水素間で斥力（反発力）が生じ、結果として極めて低い温度でも結晶化が難しい。それは、かつて化学の教授が筆者に話してくれたように、真っ直ぐな丸太を積み重ねることと、はみ出した枝のある丸太を積み重ねることの違いである（少なくともこの説明は、二重結合がどのようにふるまうかについて1940年代の化学者が考えたことである。半世紀以上後には、二重結合は実際には炭化水素（脂肪酸）が無数の立体配置をすばやくとり易くするものだと科学者は知ることになるであろう）。

脂肪酸の鎖長が長くなるにしたがい、互いが重なりあう可能性のより高い炭素鎖を生じ、22個の炭素をその尾部にもつDHAは、かなり容易に結晶化するだろうと思われた。しかし、その6つの二重結合は結晶化をほとんど不可能にした。2003年のオースチン訪問時、ホールマンは筆者に固形としてのDHAを一度もみたことがないと話した。また、筆者はホールマンにDHAを最初に精製しようとした時、DHAについて何か考えさせられたことはなかったかと尋ねた。それは、脳や他の代謝的に活発な組織におけるDHAの役割が知られるよりかなり以前の会話であった。ホールマンは「自分はそれから何かを学ぶほど賢かったとは思えないし、感銘を受けるよりも失望した」と返答した。

多価不飽和脂肪酸を精製する際には別の問題がある。それは、化学者の商売道具である蒸留など数々の方法である。それらの処理により、二重結合は酸化され、二重結合の位置や配置、またはその両方が影響を受ける。二重結合中の水素原子は、同じ側（シス位）から反対側（トランス位）にひっくり返る傾向にある。水素原子がいったんトランス位になると、脂肪酸分子は不飽和脂肪酸というよりは飽和脂肪酸のような性質をもつ。トランス位の不飽和脂肪酸

は、より直線的で積み重なり易く、容易に結晶化し易くなる。

　多価不飽和脂肪酸は、処理中に変化することなく結晶化させることが困難なため、ホールマンは結晶化させる分子よりはるかに大きな分子にこれらの脂肪酸を包接させ、その後、最終時にその脂肪酸を回収する方法を見つけなければならなかった。これは過去も、多くのステップとそのステップごとに多くの材料の損失を生ずる骨の折れる操作であったし、現在も同様である。

　出発材料または臓器は、目的とする脂肪酸が豊富な油脂[注3]または臓器から始めると都合が良い。リノール酸を精製するため、ホールマンは綿実油から始めた。アルファ-リノレン酸はアマニ油から始め、アラキドン酸は動物の肝臓から始めた。DHAは、バーの助言に従って、屠殺場に行き、牛の脳を集めた。1頭の牛の脳から小ビン1本分のDHAを精製した。そしてホールマンはこれらのガラス製の小ビンを真空封印し、鉱山業者が金を扱うように用心深く防護した。ホールマンはこれらの小ビン用に小さな携行用の箱を作り、小ビンが常に上を向くようにし、あらゆる衝撃からも防備した。

　その年の終わりまでに、ホールマンは、論文に必要な十分なデータを得た。そして、これらの脂肪酸を動物がいかに代謝するかを研究することが可能になっていた。ホールマンは動物組織に存在するすべての不飽和脂肪酸を単離

注3)　「脂肪」と「油」という用語の使用に関する約束事であるが、それは、どの鉄則も
　　当てはまらないということである。「脂肪」は通常、室温で固体の脂質を指し、「油」は
　　室温で液体の脂質を指す。明らかな例外は熱帯性植物の油である。ココナッツ油やパー
　　ム油は油という名称にもかかわらず、室温で固体である。動物性／植物性の区別も関係
　　がある。動物性脂肪は通常、脂肪を指し、植物性脂肪は通常、油を指す。しかし、ここ
　　での例外は魚油である。一体どうなってんの？　見慣れたものも、これらの脂肪を何
　　と呼ぶかと大いに関係がある。西洋人は時に、パーム油を「木の豚脂」と呼ぶことがあ
　　る。なぜならこの植物油は固形でよく見かける調理用の脂肪である豚脂によく似ている
　　からである。中国人は時に、バターを「牛の油」ということがある。中国人は調理に植
　　物油を使うが、バターは絶対に使わないからである。筆者は読者が混乱しないよう通常
　　受け入れられている用法にとどめるよう努める。それらの用語は科学的とは程遠いが、
　　どちらを用いても差し支えないと考えられる。なぜなら、すべての脂肪と油は、1つの
　　同じ背骨（1つのグリセロール分子）に3つの脂肪酸が結合したトリアシルグリセロー
　　ルだからである。

する方法ならびに、不飽和脂肪酸が持つ二重結合が2個なのか、3個なのか、4個なのか、5個なのか、6個なのかを決定する方法を開発していた。ホールマンが博士研究員(ポスドク)としてストックホルムに入る前に、ホールマンとバーは、リノール酸とアルファ - リノレン酸量を変えた飼料をラットに与え、必須器官(心臓や脳など)のすべてにおいて、異なる脂肪酸組成を示すことを明らかにした。

ホールマンは精製した脂肪酸を40個の小ビンに入れ封印し、それを携えてストックホルムのカロリンスカ研究所のヒューゴ・テオレル(Hugo Teorell)研究室に赴いた。そこで与えられた研究課題は大豆中に存在する多価不飽和脂肪酸酸化酵素の結晶化であった。それは加工食品製造工場で防止することが期待されている化学反応と同種のものであった。スネ・ベリストローム(Sune Bergström)はつい先頃までテオレル研究室の大学院生であった。ホールマンは、この将来のノーベル賞受賞者(1982年生理学・医学賞)と1つの小さな研究課題について一緒に研究した。そのプロジェクトは、ベリストロームが生体情報(脂肪酸から作られる、初めはプロスタグランディン、後にエイコサノイドとして知られる、重要な細胞シグナル)で生物学に革命を起こす随分前の出来事であった。ホールマンはノーベル賞を受賞した研究とは何ら関係はなかったが、彼と妻のカーラはベリストローム夫妻と永遠の友情を築いた。

ホールマン夫妻はスウェーデンに1年間だけ滞在する予定であったが、スウェーデンに住んでいるホールマンの親戚達と過ごし、スウェーデン語を学び、田舎暮らしを大いに楽しんだので、さらに12か月間スウェーデンに留まった。「それは、自分たちの人生を豊かなものにし、スウェーデンが自分たちの故郷となった体験であった」とホールマンは最近、筆者に話した。しかしながら、その延長した1年により、ホールマンはミネソタ大学の職を失うこととなった。

ホールマンが米国に戻った時、彼は別の就職先を探さなければならなかった。そして、テキサス州の農工単科大学(現在のテキサス農工大学)で教育の仕事に就いた。ホールマンはそこで、彼が好んで言う、テキサスの大草原において、バーと以前に始めていた動物の飼育実験を再開した。彼と大学院生は、

ラットをリノール酸だけで飼育すると、ラットの組織にアラキドン酸が増加
し、アルファ - リノレン酸だけで飼育するとエイコサペンタエン酸と DHA 量
が増加することを最初に気づいた人であった。彼らは多価不飽和脂肪酸には2
つの系列があるとし、一つは、炭素数18個で（2つの二重結合をもつ）リノー
ル酸に由来し、もう一つは、炭素数 18 個で（3つの二重結合をもつ）アルファ
- リノレン酸に由来すると結論づけた。

　無脂肪食が与えられたラットの組織にはかなり異なった脂肪酸組成が認め
られた。これらのラットの組織には、アラキドン酸やエイコサペンタエン酸
や DHA はみられなかった。しかし無脂肪食ラットには、自らの体で作ること
のできる不飽和脂肪酸、一価不飽和脂肪酸のオレイン酸に由来する脂肪酸がみ
られた。ホールマンと大学院生はこの脂肪酸を3つの二重結合をもつミード酸
と同定した。この脂肪酸は、その頃カルフォルニア大学のジェームス・ミード
（Jameo Mead）によって発見され、発見者にちなみミード酸と命名された。
ミード酸は脂肪欠乏動物だけにみられる。リノール酸とアルファ - リノレン酸
の両方が不足した場合に、ミード酸は合成されるが、それは、生体が自ら合成
することのできる最も不飽和度の高い脂肪酸で、必須脂肪酸欠乏に対して生体
ができる最善の対処法である。

　ホールマンは、なぜ動物が自己の組織にある一定量の多価不飽和脂肪酸を
むしろ必要とするのか、その理由がわからなかった。しかし、彼と小児科医師
のアリルド・ハンセン（Arild Hansen）はこの知見を人に適用し始めた。バー
夫妻のヒト・ボランティアを使った実験が不成功に終わった時、ハンセンは
ミネソタ大学医学部に勤務していた。しかし、彼は例のあの脂肪酸が人にとっ
て必須ではないという結果が信じられなかった。ハンセンは小児の湿疹の問題
が 1940 年代に米国で浮上してきたことを知っていた。そして、その原因がこ
れら乳児食中の脂肪（つまり、あの失われた脂肪）にあるのではないかと疑っ
た。当時は、母乳の代用としてスキムミルクに砂糖を混ぜ、乳児に与えること
が当たり前に行われていた時代であった。

　ハンセンはミネソタ大学勤務当時から、重篤な乳児湿疹の調査を始めてい
た。彼は、湿疹のある乳児の血液中の多価不飽和脂肪酸量が健康な乳児に比べ

低いことを見いだした。彼はまた、湿疹が見られる乳児に、リノール酸とアラキドン酸の両方が含まれるラード、すなわち豚脂を与えることにより、多くの乳児の湿疹を治癒できることも見いだした。ラードの補完により、湿疹が見られる乳児の血液中総多価不飽和脂肪酸量は増加した。

　その後、1940年代後半には、ハンセンとホールマンの二人はテキサス州に在住したので（ホールマンはテキサス農工大学、ハンセンはガルベストンにあるテキサス大学医学部にいた）、二人の科学者はこの共同研究を続けた。彼らは、乳児が種々の配合の調合乳にいかに反応するかという広範な調査を実施した。そして幼児の必須脂肪酸（その当時ではリノール酸のみを意味する）の必要量を調べ、摂取エネルギーの1%より幾分高いという結論を導くことができた。牛乳中の脂肪だけではこの必要量を供給することはできなかった。ハンセンとホールマンは、必須脂肪酸欠乏の最適で、最もわかりやすい指標（再び、その当時の必須脂肪酸欠乏とはリノール酸およびそれから派生する脂肪酸の欠乏だけを意味する）は、血液中のアラキドン酸に対するミード酸（生体が最初から合成することのできる不飽和脂肪酸）の比率であると示すこともできた。

　ホールマンはホーメル研究所生化学部門の准教授職への要請を受け、1951年にこれらの知見をもって故郷のミネソタ州に戻った。その研究所はオースチンの東端にあるホーメル社私有地の畜舎に、本社ビルとは独立し創立されたものである。その建物の半分がジェイ・ホーメルの畜牛や馬やクラシックカーが占め、他の半分は3つの新しい研究所と事務所に割り当てられた。干し草置き場は研究所の図書館になった。そして、未刊のホールマンの自叙伝によると「微生物学者にとっては粗材木で建てられた研究所では、器具類を無菌状態に保つことが非常に困難であった」と記録されている。この時期、研究所は研究と同じくらい、酒もりやカードゲーム、さらには政治的内輪もめでも知られていた。しかし、1958年に近代的な施設がオースチン市のホーメル精肉工場近くに、別棟として建てられるとこれらの事態は落ち着いた。

　ホールマンは、1975年から1985年まで研究所の所長として勤めたが、決して、カードゲームのためではなかった。加えて、ミネソタに戻りすぐに行なった研究について「これまでで最も良い研究」をしようとしていたと彼は記述

している。ドイツの研究者、エルンスト・クレンク（Ernst Klenk）は、1962年、質量分析装置の操作方法をホールマンが習う際に手解きをしたが、今回は、クレンクの大学院生に１人の欠員枠があるかどうかをホールマンに尋ねてきた。そして、ハンス・モルハウアー（Hans Mohrhauer）は、研究のためホールマンの研究室へやって来た。ホールマンはこのとても几帳面なドイツ人と基礎的な脂肪酸間競合を明らかにする実験を開始することになった。彼らは脂肪酸を分離し分析する技術をすべて活用した。これらの技術はホールマンがこれまで考案し長い間改良を重ね完成したものであった。さらに、新しくより正確な方法であるガスクロマトグラフィーと質量分析装置なども併用した。後者装置により化学者らは、ガスクロマトグラフ装置で分離された脂肪酸の分子量を決定することが可能となった。

　ホールマンはラットにリノール酸を与えると、組織にアラキドン酸が増加すること（さらにアルファ‐リノレン酸を与えると、エイコサペンタエン酸とDHAが増えること）をすでに見いだしていた。そこで今回、彼とモルハウアーは２系列の親脂肪酸をラットにさまざまな量、つまり、比率を変えて与えた後に、それらの組織の変化を検討した。

　ホールマンは、「それは最初、非常に紛らわしく困惑させられた。」と回顧している。「餌にリノール酸を増加させると、アルファ‐リノレン酸量およびアルファ‐リノレン酸から派生するすべての脂肪酸量が低下した。そして、その逆もまた同じであった。アルファ‐リノレン酸を増加させると、リノール酸は低下した。この現象はラットのすべての組織で見られた」。同様にアラキドン酸を単独の脂肪酸として無脂肪食（アラキドン酸をいれなければ）に加えてラットに与えると、組織のアラキドン酸が増加し、エイコサペンタエン酸やDHA量は低下した。

　ホールマン研究室の朝は、いつもコーヒーと日刊新聞のクイズで始まった。それからホールマンと大学院生らはこれらの不可解な実験結果について、どんなに信じがたい説明であっても次々と提案し、よく話し合っていた。ホールマンが最終的に選択した説明は、それらの実験結果に最もよく当てはまり、世界の研究室の数十年にわたる研究によっても裏付けられている、「多価不飽

和脂肪酸は系列間で競合する」というものであった。ホールマンによると「私たちは、次のことをはっきりと確信した。すなわち、リノール酸とアルファ・リノレン酸は共通な一連の酵素により代謝されるに違いなく、不飽和化過程や鎖長伸長過程の各段階で互いに競合する。つまり、一方の系列の脂肪酸を食事で増加させると、他系列の脂肪酸代謝は抑制される」と述べていた。

　脂肪酸間の競合という考え方はまったく新しいわけではなかった。ジェームス・ミードは、モルモットの餌に、一価不飽和脂肪酸であるオレイン酸を高レベルに与えると、リノール酸代謝が抑制され、バー夫妻が脂肪欠乏ラットで観察していた症状と同様な、脱毛と成長不良という症状が現れることをすでに発表していた。

　ホールマンはこの考え方を、アルファ・リノレン酸を初発とする多価不飽和脂肪酸系列まで拡げたが、当時のほとんどの人びとはこの系列の脂肪酸を重要とは考えていなかった。興味深いことに、アルファ・リノレン酸は、より少量で他系列脂肪酸の代謝を抑制することができ、リノール酸に比べてはるかに優れた競合物質である。だが、ホールマンとモルハウアーが発見したように、あの競合上の優位性は大量のリノール酸によって容易に打ち消される。同様にアルファ・リノレン酸とリノール酸の2つは、オレイン酸よりも優れた競合物質である。しかし、そうした優位性も多量の食事中飽和脂肪酸またはオレイン酸により打ち消すことができる。オレイン酸は、飽和脂肪酸であるパルミチン酸（16:0）に、2つの炭素の鎖長伸長反応および1つの二重結合の導入によって作られる。オレイン酸はオリーブ油の主要な脂肪酸であり、生体内で最初から合成することのできる唯一の不飽和脂肪酸であることを忘れないでほしい。

　ホールマンはこれらの興味ある相互関係を、北欧化学会雑誌、アクタ・ケミカ・スカンディナビカ（*Acta Chemica Scandinavica*）の招待論文としてまとめはじめた。その論文はスウェーデンでのホールマンの前指導教授、ヒューゴ・テオレルを記念した別冊号に掲載されるものであった。ヒューゴ・テオレルは、1955年に酸化酵素とその作用の発見により、ノーベル生理学医学賞を受賞したが、その酵素にはホールマンがカロリンスカ研究所留学中に結晶化に成功したリポキシゲナーゼも含まれていた。ホールマンは論文を執筆していた

際、異なる脂肪酸系列間の関係を記述する方法に苦闘した。

　化学における命名法は、分子の主基（優先順位の高い置換基）から始める。脂質の場合、それは、最も荷電した、あるいは最も極性を示すカルボキシル基である。しかし、ホールマンが脂肪酸の酸性末端から始めると、それらの脂肪酸の名称は、鎖長伸長反応や不飽和化反応の各段階で変わってしまい、それらの間の関係がわからなくなってしまう。たとえば、アルファ - リノレン酸の化学名は、9,12,15-オクタデカトリエン酸であるが、2つの炭素と2つの二重結合が加えられると、5,8,11,14,17-エイコサペンタエン酸になり、さらに2つの炭素と1つの二重結合が加えられると、4,7,10,13,16,19-ドコサヘキサエン酸、DHA になる。リノール酸の化学名は、9,12-オクタデカジエン酸で、1つの二重結合が加えられると、6,9,12-オクタデカトリエン酸であるジホモ - ガンマ - リノレン酸になり、さらに2つの炭素と1つの二重結合が加えられると、5,8,11,14-エイコサペンタテトラエン酸であるアラキドン酸になる。ジュネーブ命名法の省略法に従うと、リノール酸は 9,12-18:2、そしてアラキドン酸は 5,8,11,14-20:4 となり、これら2つの脂肪酸の緊密な関係や他の脂肪酸との関係も示すことはできない。

　「研究が必要である！」「これらの相互関係に関する記述法で、追跡をほぼ不可能にしたのは一体何であろうか。私は物事をもう少し簡略化し、関連性を示すようにしなければならなかった。そうすれば、それらの関係を事細かに考える必要はなくなる」とホールマンは述べた。ホールマンがこの難題と格闘していた時、1950 年代にクレンクが最初に言っていたことを思い出した。つまり、多価不飽和脂肪酸の尾部は、すべての鎖長伸長や不飽和化反応を経てもそのままである。言葉を変えると、もし最後の炭素に進み、後ろから数えると、第1系列のすべての脂肪酸は、最初の二重結合を最後の炭素から3番目にもつ。第2系列のすべての脂肪酸は、最初の二重結合を最後の炭素から6番目にもつ。生体内で始めから終わりまで生合成することができる第3系列の脂肪酸はすべて、最初の二重結合を最後の炭素から9番目にもつ。

　化学者は頻繁にギリシャ語のアルファベットの第一文字であるアルファ（α）、ベータ（β）、ガンマ（γ）などを使用し、化学基の位置を示すことを、

ホールマンはよく知っていた。彼は、長年にわたりバプティストの日曜学校に通いヨハネの黙示録に慣れ親しんで過ごしてきたので、オメガ（ω）が、ギリシャ語アルファベットの最後の文字であると知っていた。そのためホールマンは、多価不飽和脂肪酸の系列をもっとも特徴づける部分、すなわち尾部あるいは最後部を使い命名するという考えがひらめいた。ホールマンは指をピクピク動かしながら曰く、「その部分が外界と連絡を取っているのだ」。

　「脂肪酸分子の最後部以外、脂肪酸はあらゆる箇所が変化していた」「私たちはその尾部も何か機能をもつに違いないと考えなければならなかった」と化学者、ホールマンは付け加えた。

　ホールマンは、関心を多価不飽和脂肪酸の最後部に向け、それらをより少ない文字で記述できる可能性を見いだした。リノール酸の全構造はたった6つの文字を使用し18:2 ω6と記述できる。アルファ - リノレン酸の全構造も18:3 ω3と記述できる。それに加えて、この新しい用語法により、アルファ - リノレン酸と他のリノレン酸、たとえばリノール酸から派生したリノレン酸との区別が容易になった。したがって、リノール酸から派生したリノレン酸は20:3 ω6（ジホモ - ガンマ - リノレン酸）と18:3 ω6（ガンマ - リノレン酸）となる。そしてオレイン酸はただちに18:1 ω9と、ミード酸は20:3 ω9と記述できる。

　ホールマンとモルハウアーは、スウェーデンの雑誌の投稿論文に、この新しい命名法を簡単に紹介した。彼らは（4,7,10,13,16-ドコサペンタエン酸）と記述した分子の化学名の後に22:5ω6と括弧の中に表記した。それに続きアスタリスク（＊）をつけ頁の下部にその注釈を付けた。そして読者のために以下の説明を入れた。「この略記した形式は22個の炭素原子と5つの二重結合をもつことを示し、末端のメチル基から数えて最も近い6番目の炭素に二重結合があることを示している。この表記法はオレイン酸やリノール酸やリノレン酸の異性体の代謝産物間での混乱を避けるために必要である」。

　ホールマンはこの表記法を当初、同じ原子の数で種々の構造や配置をもつ分子である異性体間の「混乱を避けるために」使用したのかもしれない。しかし、この新しい表記法は、直ちに系統樹を作成するのにとても便利であること

が実感された。翌年の1964年に出版されたジャーナル・オブ・リピッド・リサーチ（*Journal of Lipid Research*）の論文脚注で、ホールマンは次のように述べている。「異性体間の混乱を避けるとともに系列の関連を示すため、末端のメチル基から数え3番目と4番目の炭素原子間に最初の二重結合をもつ脂肪酸はオメガ-3系（図2）と名付け、アルファ - リノレン酸と関連がある。またリノール酸に関連がある脂肪酸はオメガ-6系（図3）と名付け、オレイン酸と関連がある脂肪酸はオメガ-9系（図4）と名付ける」。

　筆者は、ホールマンに、科学者の団体である学会はこの革新的な用語法に

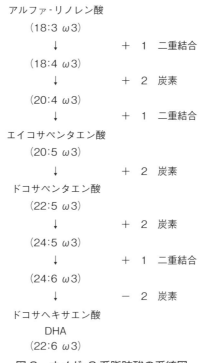

図2　オメガ-3系脂肪酸の系統図

名称のあるオメガ-3系脂肪酸の派生体だけがいくらか有意な量が組織に存在する。名称のない物質は、短寿命の中間代謝産物である。エイコサペンタエン酸とDHAはアルファ - リノレン酸の主要な代謝産物で、それらはドコサペンタエン酸をとおして相互変換される。

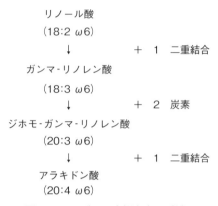

図3　オメガ-6系脂肪酸の系統図

健康で栄養状態の良い人のオメガ-6系脂肪酸の系統図は通常アラキドン酸で終わる。アルファ－リノレン酸より、はるかに多量のリノール酸が摂取されると、酵素はアラキドン酸を 22:4ω6（ドコサテトラエン酸）に変換し、最終的に 22:5ω6（慣用名、アドレン酸、ドコサペンタエン酸）に変換する。これらはオメガ-6系脂肪酸の異端児とも言える。

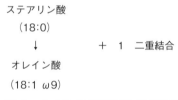

図4　オメガ-9系脂肪酸の系統図

オメガ-6系やオメガ-3系脂肪酸の欠乏状態では、酵素はオレイン酸を 18:2ω9 に変換し、次に 20:2ω9 に、最終的に 20:3ω9、つまりミード酸に変換する。

対してどのような反応を示したかを尋ねた。私たちは、オースチンにある彼の質素な自宅の居間に座っていた。その居間には、ホールマンが作った家具や亡き妻カーラの写真や趣味でかつてよく栽培していた蘭の写真に囲まれていた。「最初、科学者たちはそのような記述法が必要だとは考えていなかった」と彼は答えた。「しばらくして、他の何人かの科学者がそれを n 方式に替えようとした時、オメガ（ω）方式は一時期消え失せてしまうかにみえた」。「あの人達

は日曜学校に行ったことのない科学者達だ」と、ホールマンはいたずらっぽく付け加えた。

　「だが、オメガは何か言いやすい」と述べ、ホールマンは続けて次のように言った。「それが日の目を見る時が来るなんて想像すらできなかった。しかし、突然、オメガは広く世間に知れ渡る言葉になった」。振り返ってみると、ホールマンは、この新しい命名法を、米国の雑誌に発表し、もっと大々的に紹介すべきだったと思う。そうすれば、その命名法はより多くの読者に注目されたであろう。しかし、40年ほど前に発案した用語が、世の中についに広まっていることを知るとともに、相前後してオメガ-3系脂肪酸の重要性の認識も高まりつつあるようで、ホールマンはとてもうれしかった。

　そして、人にとって必須であることさえも疑われていた脂肪酸がリノール酸やその派生体だけであった1963年には、おそらくオメガという用語は必要がなかったに違いない。しかし、オメガ-3系脂肪酸が識別されるようになり、科学者だけでなく、一般市民も多価不飽和脂肪酸の異なる系列を区別する必要性が出てきた。

　はっきり言って、オメガ命名法は一般受けするので、現代の科学者はオメガ命名法を避けようとする傾向にある。彼らは n-x 方式の方をむしろ好んでいる。ここで n は脂肪酸の炭素数を示し、x は後ろ（メチル基末端）から数えた最後の二重結合が存在する炭素までの炭素原子数を表す。（この記述法では、リノール酸は 18:2n-6 で、リノール酸からつくられる脂肪酸系列は n-6 系となる）この方式は機能するが、オメガ方式に比べ良くない。なぜなら、ホールマンが指摘するとおり、「n-x 方式は、ただちに人々の注意を分子の最後に向けさせないからである」。しかも n-x 方式では言うまでもなく、ホールマンが当然受けるべき称賛を与えることもない。

　数年前に、ホールマンが初めて自分の命名法が地元の食品雑貨店で使われているのを見た時、たいへん興奮して急いでカメラを取りに家に帰った。ホールマンはその店に引き返し、鮮魚売り場にある「オメガ-3系脂肪酸がこちらに参上」と書かれた看板を写真に撮った。

第4章

ムッシュー・コレステロール

ヒトは血管とともに老いる

ウイリアム ・オスラー博士（DR. William Osler, 1892年）

　ラルフ・ホールマンは、1941年に新しい研究課題を探していたが、コレステロールには興味がもてなかった。しかし、ミネソタ大学には、血管内プラークだけでなく、正常組織やホルモンやビタミンの材料になる、このロウ（蝋）様物質に魅了された男がいた。彼の名はアンセル・キーズ、カリスマ性のある生理学者で、コレステロールを誰もが知る物質名に変え、「ムッシュー・コレステロール」というニックネームまでも手に入れた人物であった。なぜなら彼は数十年にわたり食事中の脂肪と血液中コレステロールレベル上昇との関連を研究してきたからである。

　ホールマンによると、「キーズは人びとの関心を脂肪に集めるという有益な影響を及ぼした」と述べている。ホールマンは、自分の博士論文審査委員会に生理学者としてキーズが出席していたので、彼を知っていた。「しかし、異なる系列の脂肪酸の性質が理解されるずいぶん前のことだったので、心臓病において脂肪が果たす役割については、キーズは独断的であった。いつも私は必須脂肪酸が頭から離れたことがなかったが、キーズはいつも血清コレステロールとともにあった。私は人間的魅力という点では対抗できなかったが、データに関しては対抗できた」。

　キーズは脂質摂取量と心臓病との間に、一見反論できないかと思われる関連性を確立した。しかし、1950年代での彼の最初の発表以来、健康に良くないとされる脂質は、総脂肪、飽和脂肪、動物性脂肪、熱帯性植物油、コレステ

ロール、およびトランス脂肪酸と、それらの異なる油脂の生体への影響が研究により明らかにされるたびに変り続けてきた。これらのたびたびの変更に寛容な人もいたが、大変失望させられ、風呂水と一緒に大切な赤ちゃんまでも捨ててしまうように、脂質に関するあらゆるアドバイスを拒絶してしまった人もいた。

　この場合の大切な赤ちゃんとは、心臓病予防における食事や運動の大切さのことで、異論を唱えるまでもなく最初に言い出した一人であるキーズの主張であった。食事が心臓病のリスクファクターとは考えられていなかった時代がこれまでにあったと想像することは困難である。しかし、キーズはほとんどの他の科学者や医師が認めるはるか以前から、この関連性を正しく認識していた。そして、1959年、タイム誌に「アメリカ人は、日曜日のご馳走を毎日食べている」と寄稿した。1950年代後半に、彼は大規模で影響力のある7カ国研究の先頭に立ち、ユーゴスラビア、フィンランド、イタリア、オランダ、ギリシャ、米国および日本の男性、計12,763人の健康と食事との関連を追究した。

　キーズは、英国ケンブリッジ大学で生理学の博士号を取得した後、数年間ハーバード大学で教鞭をとった。その後、1940年に、ミネソタ大学に赴任し、生理・衛生学の研究室を創設した。この研究室はミネソタ大学記念競技場27番ゲートの真下にあったが、すぐに栄養学、予防医学、疫学研究の中心拠点となった。第二次世界大戦の始まりには、戦争担当長官の特別補佐役として仕え、キーズの名を冠したK携行食開発任務を担当した。彼はかつて言っていたが、このK携行食は昼食袋と大して変わらないようなものから始まったという。

　第二次大戦の終り近くになり、オランダやノルウェーなどの占領国で、飢餓が重大問題になるに違いないと確信したキーズは、長期にわたる食物欠乏の影響研究を開始した。キーズは36人の良心的兵役拒否者（参戦以外に選ぶ代替業務の1つの形として、この計画の被験者を志願した男性）のエネルギー摂取量を6か月間、通常の半分に減らした。予想どおり、これらの男性は体重が大幅に減り、食べ物が頭から離れなくなった。ミネソタ飢餓実験の終了後3か月経っても、被験者の誰も元の体重や体力にまで回復しなかった。飢餓経験者への効果的なリハビリテーションは、通常の人よりもはるかに多くのエネルギーを数か月間与え、さらに、ビタミン補足剤や食事タンパク質比率を高くす

ることが必要であることがわかった。そしてキーズはこれらすべての研究成果を国内・国際救援団体に提供し推奨した。「飢餓状態にある人びとに民主主義を教えることはできない」「人びとに食事を与えていない時に、民意についての話をすることは、まったく意味のないことである」と、生理学者であるキーズは後に見解を述べた（腹が減っては、戦はできぬ。忠義はできぬ、である）。

キーズが予測していたとおり、戦争で引き裂かれたヨーロッパでは、飢餓に苦しんだ集団もあったが、別の集団では、誰もが予測しなかった、この戦争からのプラスの恩恵を経験した。心臓病は、異なる国々の医師らが狭心症や心筋梗塞、拡張型心筋症、動脈硬化症、心筋変性、心膜炎、塞栓症、血栓症とそれぞれに診断したものであるが、フィンランド、スウェーデン、ノルウェーおよびオランダの保健専門家のすべてが、心臓病死亡者数の急激な低下を観察し報告した。この急激な死亡数の低下は食べ物の欠乏がさほど深刻でない地域でも起こっていた。そして、食物欠乏の影響は、すべての年齢階層に影響を与えたが、最若年層への影響が最も大きい傾向にあった。

戦後、食料供給が回復すると、心臓病による死亡率は再び上昇し始めた。その上昇勾配はそれが低下する時と同様に急峻で急速であった。こうしたの実態は、保健専門家に、この心臓病、つまり近代欧米生活で死亡原因の第一位になった疾病を予防する手がかりを提供していた。戦前では、20世紀初頭以来の心臓病の上昇は、寿命が延伸した結果として避けられないもの、つまり、より限られた死因に直面する高齢者集団の当然の帰結と考えられてきた。しかし、今回の戦争経験はこの説明の妥当性を著しく低下させた。

第二次世界大戦以前には、心臓病の上昇は、ますます都市化する集団のストレスレベルの上昇にも起因すると考えられていた。しかし、もしそれが正しいと考えるのであれば、この心臓病は、戦争で切り裂かれ強制退去させられた集団を確実に荒廃に導いたはずである。戦争中の急激な心臓死の低下、特に若年層における死亡数の低下は、科学者の関心をストレスや高齢者集団から、食事の方に、中でも特に戦争中供給が不足した食べ物、すなわち、肉類やバター、チーズ、卵の方に向けられた。

確かに、初期のいくつかの報告には、集団の食事とその集団の心臓病発症

率との関連を示す論文がみられた。しかし、これらの論文にはほとんど関心が向けられなかった。なぜなら比較された集団が、インドネシア人とオランダ人だったからである。たとえばオランダの医師ランゲンの研究では、互いの集団が多くの点で異なっていることが示された。心臓病の原因となる、その相違点に正確にピンをさして指摘することは正に、ことわざにある「干し草のなかから針を探す」ことのようであった。しかしながら、第二次世界大戦中に起きた出来事は、同じ集団が対照集団として働いたので、当然なことではあるが、アンセル・キーズを含め多くの研究者の興味を引いた。

　キーズが初めてこの奇妙な死亡率低下についての事実を聞き知った時、まず始めたことは、さまざまな国々の心臓病罹患率の調査であった（診断方法や記録の保存など、分類方式の不一致を考慮しできる限り最善を尽し補正した）。そして、結論として心臓病の罹患率は確かに国によって異なるとした。たとえば、米国の罹患率はイタリアやポルトガルに比べはるかに高かった。次に、キーズは食品のヒト血液中コレステロール濃度上昇作用を心臓病促進傾向の指標として、これらの傾向を示す原因食品が何であるかを特定する研究を計画した。血清コレステロールは、1940年代から1950年代初頭では心臓病の唯一の危険因子として知られていた。さらに血清コレステロールは、臨床検査にあった唯一の脂質の検査項目であった。キーズは、どの食品が血液中コレステロールレベルを上げる、または下げる作用を有するかを確かめるため、ハスティング州立病院の統合失調症患者を6種類の異なる食事に割り付けた。卵黄に高濃度に存在するコレステロールを危険因子と考える者もいたので、キーズはそれを確かめるために、セントポールのビジネスマンに卵の黄身を食べさせた。

　ロシアの科学者が、1913年に純粋なコレステロールをウサギに食べさせ、人の動脈硬化症患者のプラークに似た病変の急激な発症を観察した。その頃はまだ心臓病が公衆衛生学上の問題となるかなり前であったにもかかわらず、早くも食事性コレステロールは、心臓病を引き起こすのではないかとの疑いがかけられていた。さらに筆者がすでに述べたように、コレステロールはプラークの主な成分の1つで、食事性コレステロールが動脈にコレステロール蓄積を引き起こすだろうという考えは、唯一論理的に妥当と思われた。

　しかし、キーズの実験では、人にコレステロールを食べさせても血清コレステロールレベルにはほとんど影響を与えなかった。そして、キーズは「ウサギの実験結果を人に外挿する試みは、ばかげた誤まった考えを導く可能性がある」と結論づけ、「これらの動物（ウサギ）は離乳後コレステロールの入った餌を食べた経験がほとんどないか、まったくないため、大量のコレステロールを食べさせられてもそれを分解、またはその他の方法で排出する能力をほとんど持っていない」と説明した。

　食事中の脂肪は、これに反して、統合失調症患者とビジネスマンの血清コレステロールレベルに非常に大きな影響を及ぼした。そして、脂肪は心臓病との戦いという長い研究生活を貫くキーズの攻撃目標となった。キーズは、さまざまな国々の食事脂肪量を調査し、1953 年に心臓病による死亡率と摂取脂肪のエネルギー比率がほぼ完璧な正相関を示す図を発表した。この図には、日本、イタリア、英国、オーストラリア、カナダおよび米国の 6 カ国が含まれ、摂取脂肪のエネルギー比率は 10% 未満の日本から、ほぼ40%に近い米国までさまざまに分布し、心臓病の発症率も 10 万人あたり 100 人未満から 700 人までさまざまに分布していた。

　その図は特に、1955 年に発症したアイゼンハワー大統領の心臓発作の後に発表されたこともあり、センセーションを巻き起こした。何人かの科学者がデータの存在する 22 カ国ではなく、6 カ国だけしか含まれていないと批判したけれども、キーズの主張はたちまち広まった。キーズが明確な応答と他の研究者に何ら不審や懸念を抱かせない力強い雄弁家であったことが人びとを信用させるのに役に立った。たぶんキーズがケンブリッジ大学留学時に身に付けた英国流なまりを決して失わなかったことや、ホールマンもそうであったが、このカルフォルニア生まれの科学者を本当に英国人だと考えていた人がいたこともプラスに働いたに違いない。

　（もしも、この図にデータの存在する 22 カ国すべてが含まれていれば、心臓病死亡率と脂肪摂取量の関連を示すグラフは、ある 1 人の科学者が述べているように「直線ではなく鹿弾の散乱銃に当たったような一画面」に見えた。点の散乱は 2 つの変数間に何らかの関連を示すと、ある批判的な論文の著者らは

結論づけた。「しかし、原著の６つの国の選択は、理由が何であろうともその重要性がひどく誇張されている」。できれば、脂肪の質や異なる系列間の脂肪酸バランスにすべきであった。現在私たちが知っているように、脂肪の質は脂肪の量よりもさらに重要だからである。)

　キーズの原著論文によると、脂肪と心臓病に関連する唯一のものは摂取した脂肪量であった。ロックフェラー研究所のエド・アーレンズ（Ed Ahrens）は 1950 年代初期からその二つの脂肪酸間の明らかな違いをすでに報告していたが、キーズは最初、飽和脂肪酸と不飽和脂肪酸の影響を区別することすらしていなかった。1957 年の学会で若い科学者が不飽和脂肪酸は飽和脂肪酸と同様に血清コレステロールを上げないと指摘した時、キーズは彼をやりこめようとした。「飽和と不飽和、若い方よ、私はあなたがこの領域について理解しているとは思えない」と若い科学者はキーズの言ったことを憶えている。(その話が「負け惜しみ」のように聞こえるかもしれないので、その科学者は自分の名前を伏せたままにしておいてほしいと頼んだ)。

　その後まもなく、キーズはエド・アーレンズの研究を認めた。しかしキーズは、多価不飽和脂肪酸のどこが重要なのか（リノール酸含量のためなのか、あるいは、人によっては不飽和結合の数と考える人もいた）、という発展しつつある認識と、自身が魚油の利点を否定したことに戸惑った。キーズは、1957 年に「魚油摂取のため、エスキモー人には冠状動脈疾患がみられず、ノルウェー人には稀であるという想像力豊かな記述に、水産業界は元気づけられる」と報告していた。

　キーズはまた、当初主張したように、食事性コレステロールが血清コレステロールレベルに対してわずかであるが有意な影響をもたらし、オリーブ油中の一価不飽和脂肪酸はその変化に対して中立的でないと認めたため、原著論文を訂正せざるを得なかった。たとえどのような理由があろうとも、医師や保健専門家はこれらの修正した結果に忠実に従わざるをえなかった。キーズが飽和脂肪酸と不飽和脂肪酸を区別し始めた時、世界は脂肪を２つのグループ、すなわち動物性と植物性に分けたが、どちらの脂肪もすべてが飽和脂肪酸または不飽和脂肪酸という訳でなく、最も飽和度の高い脂肪の中にはココナッツ油やヤ

シ油が含まれ、植物に由来するものもあるということに気づいていなかった。キーズは一価不飽和脂肪酸に良い効果があることを認めた時、イタリアのオリーブ油会社に請われて、仕事のためミネソタを去り、その後引退した。

　キーズは血清コレステロールと心臓病を関連づけた最初の研究者ではなかったが、民衆の心にこの2つが類義語になるほどまで、その関連を一般化させた。良い脂肪は血清コレステロールレベルを低下させ、悪い脂肪はそれを上昇させる。このメッセージは、重要な真実と重要な未知の部分をわかり難くした。そのなかでも重要な真実は、脂肪は単に血清コレステロールレベルを上げたり下げたりするだけのものではなく、またコレステロール自体も単に血液中をうろつき回るだけのものでないという事実であった。血液中に存在するコレステロールは、体全体のコレステロールのわずか5%のみであり、残りの95%は細胞膜（脳細胞の細胞膜も含め）や、ステロイドホルモン、ビタミンD、胆汁酸等に存在する。このようにコレステロールは、生体の正常な機能にとって決定的に重要な役割を果たしている。

　加えて、血清コレステロールに関する真実も失われた。血清コレステロールは、過去も、現在も、未来も、そして永遠に、心臓病の代理標識に過ぎないであろう。血液中の高レベルのコレステロールが、いかに心臓病を発症させるか、実証した人はこれまで誰もいない。心臓病を起こした人の半数はコレステロールレベルが高くない。また、コレステロールレベルの高い人でもその半数は心臓病を起こさない。血清中の高いコレステロールは、心臓への血液供給の妨害と血液の凝固傾向を引き起こし、動脈に脂肪性プラークがゆっくりと沈着するため、心臓病につながるという考えは次第に定着してきた。しかしながら、このメカニズムの証拠（根拠）はほとんどなかった。研究者は後に、ほとんどの血栓症または血液凝固が、プラークにより妨害されていない動脈中で発症することに気がつくであろう。

　心臓病の罹患率が再び上がり始めた時に人々がどの脂肪を実際に食べていたかという現実は、キーズの頑強な主張のすべてをまたも失わせた。20世紀初頭から1960年代まで、キーズは心臓病増加の原因が飽和脂肪酸にあると考えていた。しかし、この間の米国の飽和脂肪酸摂取量を示す脂肪エネルギー比

率は、実際、42%から37%に減少しつつあった。これに反し、リノール酸からの総脂肪に対する摂取比率は、1909〜13年の7%から1967年には13%と着実に上昇しつつあった。この原因の一部には、バターや豚脂を植物油やマーガリンに替えるという勧告を人々が受け入れたためであろう。

　科学者が、多価不飽和脂肪油やマーガリンが血清コレステロールレベルを低下させ、それらの油脂には食事性コレステロールが含まれていないと報告したことは正しかった（このことが一般国民の心にすっかり、そして誤って食事性コレステロールと血清コレステロールが深く関係し合っていると思わせてしまった）。しかし、最近の研究により、多くの植物油中にもっとも多く含まれている多価不飽和脂肪酸であるリノール酸の過剰摂取が、心臓病だけでなく高血圧や炎症性疾患や血小板凝集傾向など、他の多く疾患のリスクファクター（危険因子）と関連することが明らかとなった。

　キーズの脂肪仮説は確実と思われていたが、第二次大戦中に観察された心臓病死亡率の降下と再上昇という、最も興味ある特性の一つを明確に説明することすらできなかった。これらの二つは、険しい急な下りと上りであったので、心臓病はゆっくりと徐々に動脈にプラークが沈着するために発症するという考え方に疑念が生じたのは当然であった。ノルウェーでは心臓病による死亡率は、1941年まで人口10万人に対し300人以上と増加傾向を示し、戦争で最も「困窮した」年、1941年には、最低水準の240人未満まで急峻な低下を示した。そして、1945年に再び上昇しはじめた。

　その間に、米国の心臓病の死亡率は着実に上昇しつつあった。明らかにノルウェー国民には、徐々なプラーク沈着の小休止、または妨害以外の何かが起こっていた。心臓病発症の新しい理論モデルが必要であった。しかしそれは、バングとダイアバーグが古い学説に対して疑問を投げかけるまで待たねばならなかった。その時になって初めて、研究者は第二次大戦中に起こった食事の変化を再検討することになるであろう。その時になって初めて、研究者は肉類、バター、チーズや卵の摂取量の低下が、戦争期間中に起こっていた唯一の食事変化ではなく、同時にいくつかの他の食品の増加、たとえば穀類やじゃがいも、野菜、魚の摂取量が増加していたことも認めることになるであろう。

第 5 章

魚類の油脂

茎の屈曲は見ることができるが、心臓血管の屈曲は見ることができない。

ニュージーランド先住民マオリ族の言い伝え

　ダイナバーグとバングは自分達の研究が、キーズのモデルというべきリンゴ運搬車をひっくり返すようなことになろうとは思いもよらなかった。それは1970年の第1回グリーンランド遠征調査後でもなく、ダイアバーグがミネソタのラルフ・ホールマンを訪ね、エスキモー人の赤血球に非常に多く存在した脂肪酸名を知った後でもなかった。

　エイコサペンタエン酸も、結局のところ多価不飽和脂肪酸であった。多価不飽和脂肪酸は、キーズも認めたように人の血液中コレステロールを低下させる。エスキモー人の血液中にエイコサペンタエン酸が高レベルに存在するという事実は、彼らが動物性脂肪、コレステロールを多量に摂取しているにもかかわらず、血清コレステロールレベルがなぜ低かったのか、その理由をうまく説明できるであろう。そして、エスキモー人の低い血清コレステロールレベルは、コレステロールが血管内に蓄積し、最終的に心臓への血流を低下させるとする古典的発症モデルの観点から、彼らの心臓病発症率の低い理由が説明できるであろう。

　ダイアバーグとバングは、1972年に実施した2回目のグリーンランド遠征調査において、西洋人には通常みられないエスキモー人の血液中脂肪酸が、確かにエスキモー人特有の食事中脂肪に由来することを示したかった。しかし、2人のデンマーク人医師は、エスキモー人の食事試料を極低温凍結下または窒素気流下で凍結乾燥せず、低圧で酸素に曝露させてしまい、試料中の多くの不

飽和脂肪酸を破壊するという間違いを犯してしまった。それらの凍結乾燥試料をガスクロマトグラフ装置で分析して得られた不正確な値は、キーズの理論や式に矛盾していた。しかし、この失敗が新たな心臓病の機構と原因について考える扉を開くこととなった。それはむしろ幸運な間違いであった。自分たちの間違いに気づき、新しい試料を採取するため 1976 年にグリーンランドに戻ったときには、彼らは大成功に向かってすでに着々と歩みを進めつつあった。

　だからと言って、それはただちにそのようなものとは認められなかった。米国国立癌研究所のジオ・ゴリ（Gio Gori）博士が、ジョージ・マクバガン（George McGovern）議員が議長を務める「人の栄養必要量に関する米国上院特別委員会」で述べたとおり、「栄養科学は、食事に起因する癌や心臓病の危険度を減らすため、人びとが何を食べるべきかを決めるために必要なあらゆる基礎知識を事実上明らかにした」が、1976 年当時の米国での有力な意見であった。リノール酸は 1960 年代ではすでに人間の必須栄養素と受け入れられていた。しかし、アルファ - リノレン酸やその他のオメガ-3 系脂肪酸が同様に必須栄養素かもしれないと考えていたのはごく少数の者に過ぎなかった。

　ダイアバーグとバングと英国の共同研究者らは、パラダイムを変える論文、「エイコサペンタエン酸は血栓症と動脈硬化を予防するか？」をランセット誌に発表した。しかし、その 6 年後の 1984 年、米国国立衛生研究所（The National Institutes of Health; NIH）は、「コレステロールに関する合意形成会議声明」を発表した。すなわち、心臓病を予防する最も効果的な方法は、食事性コレステロールおよび他の脂肪摂取を控えることであると米国民に勧告した。この悪名高い「合意形成」声明に署名した科学者達は（「悪名高い」と言う理由は、異議を唱える科学者はその結論は決して全員の合意ではなかったと指摘しているからである）、重要な栄養素の一群が必須であると間もなく認められようとしていることも知らなかったように思われた。しかし、これらの栄養素は、脂肪酸そのものだけでなく、コレステロールを含め他の脂質の生体における循環機構にも重大な影響をもたらしているのである。

　ダイアバーグとバングは、1972 年、前回の調査と同時期の夏に、2 回目の

グリーンランド遠征調査を実施した。

　ガスクロマトグラフィーはまだかなり新しい分析方法であったので、いろいろな食品の脂肪酸含量に関する報告はごく少数しかなかった。しかし、魚のなかでも特に冷水に棲む鮭のような魚には、多価不飽和脂肪酸が豊富に含まれていることはすでに知られていた。二人のデンマークの研究者は鯨やアザラシ肉もそれが当てはまるのか、またそれらの多価不飽和脂肪酸にエイコサペンタエン酸が含まれているかどうかも知りたかった。

　そこで、バングとダイアバーグは、以前調査した住居地域の1つであるイロルスイト（文字どおり「大きな家がある場所」で、その住居は近くの住居よりも、いくらかゆったりした間取りであった）を再訪した。そして前回の調査に参加した住民のうち7人に1週間に食べたすべての食品をそっくりそのまま2食分を作ってもらい、その1食分を提供してもらうよう依頼した（陰膳法）。もちろん研究者は彼らに、その食品および手間に対し報酬を支払うので、被験者らとコーヒーを飲みながらその協力謝金などについて話し合った。この1週間に食べたアザラシ、鯨、魚と、さらに、居住地にある1部屋の貿易店で買ってきた少量の米、じゃがいもと砂糖なども含む1食分と食事記録を受け取ってから、バングとダイアバーグはそれらの食品をブレンダーで均質化し、その懸濁液から試料を採取しデンマークで凍結乾燥し分析に用いた。

　予想どおり全摂取エネルギー当たりの糖質エネルギー比率は、代表的なデンマーク人47%に対し、エスキモー人は37%と低く、食事1000kcal当たりのコレステロール量（mg）は、デンマーク人139mgに比べ、エスキモー人は245mgとはるかに高かったが、彼らは驚かなかった。しかし、2つの食事の全摂取エネルギー当たりの総脂肪エネルギー比率は、エスキモー人37%に対し、デンマーク人は42%と、ほぼ同じであったことに困惑した。そして脂肪摂取エネルギー比率がこのように類似しているにもかかわらず、エスキモー人が低い血清コレステロールレベルと低い心臓病発症率を示す理由は、高い多価不飽和脂肪酸摂取のためだろうと推測した。デンマーク人の食事性脂肪の多くは、豚や乳製品からで、デンマーク人は当時パンだけでなくチーズにもバターを塗ると知られていたので、彼らの食事中脂肪の飽和度は非常に高い。

　キーズは 1965 年に食事脂肪摂取量が異なる 2 つの集団間の血清コレステロールレベルの差を算出する推定式を発表していた。ここに彼の推定式を記載し、ダイアバーグとバングの困惑の原因およびキーズの考えがいかに正確であったかを示す。

　2 集団間の血清コレステロールの平均値の差（mg/100ml）＝

$$2.7\left(\Delta S - \frac{1}{2}\Delta P\right) + 1.5\sqrt{(C_2 - C_1)}$$

　ここで ΔS：2 集団間の飽和脂肪酸のエネルギー比率（%）の差、

　　　　ΔP：2 集団間の不飽和脂肪酸のエネルギー比率（%）の差、

　　　　C_1、C_2：2 集団の 1,000kcal 当たりのコレステロール摂取量

（mg/1,000kcal）

　二人のデンマークの医師は、エスキモー人の食事データから得られた値を代入すれば、この式は 2 集団間の平均値の差を示すだろうと考えていた。しかし凍結乾燥の失敗のため、この式は成り立たなかった。バングとダイアバーグは、すべての値をキーズの式に代入したが、血清コレステロールの平均値の差の推定値はわずか 8mg 程度であった。この推定値はデンマーク人の血清コレステロールレベルよりわずかに低いだけで、実際の差である 40mg とはほど遠かった。

　バングとダイアバーグはデンマーク人の食事に比べ、エスキモー人の食事に多量に存在した 2 つの多価不飽和脂肪酸、DHA とエイコサペンタエン酸は「エスキモー人のかなり低い血清コレステロールレベルにおいて、とても重要かもしれない」。また、2 つの脂肪酸の、血清コレステロール（および他のすべての脂質画分：トリアシルグリセロール、LDL、VLDL）に対する低下作用は、他系列（オメガ-6）の多価不飽和脂肪酸の作用とは「質的に違うものかもしれない」と結論づけた。

　二人のデンマークの医師が凍結乾燥での失敗を知ったのは、偶然に過ぎなかった。と言うのも、魚油分析の最初の処理法について多くを開発してきたカナダの魚類生物学者ロバート・アックマン（Robert Ackman）が、別の用件で、二人にちょうど連絡をとることがあったからである。彼らはすぐに新しい

試料を集めるため、第3回目のグリーンランド遠征調査の計画を始めた。今回はいかなる失敗もしたくなかったので、自分達に力を貸してくれそうな人物に連絡をとった。ヒュー・シンクレア（Hugh Sinclair）は英国の研究者で、かつてカナダ北部において食べ物の試料を集めたことがあった。シンクレアは必須脂肪酸と脂肪酸の健康と食事に果たす役割について大変興味を持っていた。しかし、バングとダイアバーグはそのことを当時知らなかったし、シンクレアが少し変わり者で、うるさ型であるという世評も知らなかった。

　シンクレアは、ジョージ・バーの指導教授であったハロルド・エバンス（Harold Evans）研究室を1930年代に訪問して以来、脂肪の問題に興味を持っていた。そして、異論が非常に多い書簡を1956年にランセット誌に発表した。それは動脈硬化症や欧米諸国における他の多くの疾病は慢性的な必須脂肪酸欠乏によって起こることを示唆するものであった。彼の言う欠乏とは、すべてのオメガ-6系およびオメガ-3系多価不飽和脂肪酸の欠乏を意味していた。

　こんにちでは、シンクレアの考えは心臓病に関して妥当であり、彼の時代より何年も進んでおり、予言的でさえあったと思えるだろう。確かにすべての多価不飽和脂肪酸を必須脂肪酸と考えている点は、彼の時代より進んでいた。しかし、欧米の食事がリノール酸欠乏であるとしたことは根本的な間違いであったし、彼の言葉や方法がかなり非科学的であったので、必須脂肪酸と心臓病を同じ次元で話し、評判を落としてしまった。1953年ノーベル生理学・医学賞を受賞したハンス・クレブス（Hans Krebs）は、ランセット誌のその書簡が発表された後、シンクレア研究室に致命的な打撃を与えたと言われている。そのため、シンクレアは資金調達にも世評的にも大変に苦しんだ。

　バングとダイアバーグはシンクレアの過去のこの経緯については何も知らなかったが、リーディング近くの小さな村にある四方八方に大きく広がる初老の科学者宅を訪問した。二人は、シンクレアがグリーンランドへの遠征調査に加わることができるかどうかを尋ねてきたので驚いたが、彼らはすぐに同意した。今回の調査は、冬場で犬そりを使わなければならなくなるだろうし、しかもシンクレアが70歳代であったので二人は少し心配であった。しかし、最初に彼に会った時、科学論文に1行の抒情詩などを差し挟む趣味がある「この立

派な老紳士」の熱意にすっかり圧倒されてしまった。

　ハドソン湾のはるかはるか遠くに
　シンプソンの選び抜かれた胴体から

　これはシンクレアのカナダエスキモーの食事に関する論文に入れられた五行戯詩で、その論文を読み、ダイアバーグとバングは彼に関心を抱いた。

　ゾウアザラシからは食事を得ることができる
　そのかぐわしい香りは何ものにも勝るとも劣らない

作者不詳

　シンクレアは、1976 年のイロルスイト遠征調査では、科学よりもお話に多くの時間をついやした。ダイアバーグによると、彼とバングは「彼の知っていたアラビアの貴族と王子を学んでおしまいになるのが常であり」、決まったお話の連続で「約 30 分間の楽しみ」であった。しかし、何ら彼の助けがなくても、二人のデンマーク人は必要とするあらゆる試料を集めて、デンマークへ戻り新しい一連のデータを作った。それらの値をキーズの式に代入して得られた推定値は、ほぼ完璧に実測値と合致した。
　これでグリーンランドの物語は終わりにすることができたかもしれない。そして、バングとダイアバーグはキーズのモデルがすべて正しく、すべての多価不飽和脂肪酸は等しく心臓病を予防すると結論づけることもできたのかもしれない。しかし、ダイアバーグとバングはエスキモー人が摂取する多価不飽和脂肪酸（特にエイコサペンタエン酸）には何か普通とは異なるものがあると考えていたので、脂肪酸に関する多くの論文を読んでいた。その論文のなかには、20 個の炭素原子をもつ脂肪酸から合成されるプロスタグランディンと呼ばれる、強力な細胞間シグナルに関するものもあった。
　プロスタグランディンは、1930 年代に人工授精実験中の医師らによって最初に発見された。彼らは、時に強力に子宮収縮を引き起こす物質を精液中に見つけていた。初期には、プロスタグランディンは男性の生殖組織でしか作れな

いと考えられていた（そのため、その学名は前立腺（プロステート・グラン
ド）から付けられた）。しかし、1960年代にスウェーデン出身でラルフ・ホー
ルマンの友人であるスネ・ベリストロームは、さまざまな組織でプロスタグ
ランディン様物質が産生され、これらの物質は筋肉の収縮や炎症、血圧の急激な
変化など多彩な反応を引き起こすことを発見した。

　ベリストロームは、1964年にプロスタグランディンが20個の炭素をもつ脂
肪酸から作られることを報告した科学者の一人でもあった。彼は、二重結合の
位置と種類（トランス位よりもむしろシス位）の両方を考慮すると、これは事
実であると推測していた。しかし、それを証明するためには、放射性同位元素
でラベルされた脂肪酸、つまり標識脂肪酸を必要とした。そのため、オランダ
のユニリーバ社のデビット・ヴァン・ドルプ（David van Dorp）博士に電話
し、必要な物質を供給できるかどうか尋ねた。「あなたは、私が考えているこ
とと同じことを考えていますね？」とヴァン・ドルプが尋ねた言葉をベリス
トロームは今でも憶えている「私はただ、『はい』と言うしかありません」。ベ
リストロームはこの電話で依頼した重大な標識脂肪酸の発注書を書き送った。
ヴァン・ドルプはベリストロームが必要とした標識脂肪酸を供給した。それ
から数週間以内に、両方の研究グループはラベルした脂肪酸と羊の精巣を温
置し、多量のラベルされたプロスタグランディンが生成されることを見出し
た。彼らは自分達の発見を、同月号のバイオキミカ・バイオフィジカ・アクタ
（*Biochimica et Biophysica Acta ; BBA*）誌に発表した。

　プロスタグランディンは後に、混乱を招き難いようエイコサノイドに名称
が変更された（繰り返すが、ギリシャ語で20を意味するエイコシ（eikosi）
から命名された）。エイコサノイドは、ベリストロームが明らかにしたよう
に、非常に作用が迅速で、短時間で消失し、ホルモン様作用を示し、局所内で
の細胞と組織間のシグナルを伝達する。エイコサノイドは、それらの報告と心
臓病の成因が結びつき出してから、初めて、バングとダイアバーグの関心を捉
えた。

　この事態の収束は1970年代の初期に始まった。それはカロリンスカ研究所
の別の2人の研究者、マッツ・ハンバーグ（Mats Hamberg）とベンクト・

サムエルソン（Bengt Samuelsson；ベリストロームの学生）が血液中の血小板により作られるプロスタグランディンを同定した時である。その新規発見物質は血小板を集めた。つまり血小板凝集を引き起こした。血小板の凝集は血栓形成または血液凝固の第1段階なので、彼らはその物質をトロンボキサンと呼んだ。いったん血小板の凝集が始まると、血小板は糸のような網に拡がって赤血球を捕え、出血を止める。

　トロンボキサンは非常に不安定な物質で、水溶液中での半減期はたった約32秒しかない。急速な血小板凝集作用を示し、その後すぐに分解される。ところが、それと同じ物質が以前、英国の薬理学者ジョン・ベイン（John Vane）により同定されていた。しかし、彼はこの強力な物質をウサギの大動脈収縮物質と呼んでいた。なぜなら、それは血管収縮作用も有するからである。

　ジョン・ベインは、ベリストロームとサムエルソンとともにこの研究でノーベル賞を受賞し、後にこの栄誉によりジョン・ベイン男爵になるが、その時すでに重要な発見をしていた。それは世界で最も広範に使用されている薬剤であるアスピリンまたはアスピリン様物質が、プロスタグランディン合成を阻害し効果を発揮するという発見であった。アスピリン様物質は、20個の炭素をもつ脂肪酸をトロンボキサンのような物質に変換する酵素、シクロオキシゲナーゼ（COX）を阻害する。ベインは、1976年にトロンボキサンと逆の作用をもつ同族物質の新物質を発見し、プロスタグランディンがいかに血液の流れに影響を及ぼすかという全体像を描こうとしていたところであった。彼がプロスタサイクリンと呼んでいるこの新物質は、トロンボキサンのように血小板では作られず、血管内腔の表面を覆う内皮細胞によって作られる。血管内皮細胞は血小板や他のいくつかの刺激により活性化されると、プロスタサイクリンを分泌しトロンボキサンの作用を相殺する。プロスタサイクリンは血小板凝集を抑制し血液凝固能を低下させる。

　突然だれもがプロスタサイクリンとトロンボキサンについて、一見当たり前と考えられる血管中の血液の流れがいかに血小板凝集力と抗凝集力間の複雑な相互作用の結果であるか、すなわち血小板から分泌される物質（トロンボキ

サン）と血管内皮細胞から分泌される物質（プロスタサイクリン）間の陰と陽、押しつ押されつ、の動的状態であるかを話題にしていた。

　世界中の他の科学者と同様、バングとダイアバーグもプロスタグランディン研究に起こりつつある発展状況をよく把握していた。彼らはあらゆる注意がアラキドン酸に向けられていることをよく知っていた。なぜなら、アラキドン酸はトロンボキサンとプロスタサイクリンの両方の前駆物質で、血液循環と血液凝固の両方を可能にするからである。バングとダイアバーグは1976年にベイン研究室から発表された論文を読んでいた時、最初のグリーンランド遠征調査での奇妙な研究結果を思い出した。それはデンマーク人の血液中の高いアラキドン酸レベルとエスキモー人の血液中の高いエイコサペンタエン酸レベルであった。バングとダイアバーグ研究室で、ある日、誰かが他の誰かに向かって尋ねた。「もしエイコサペンタエン酸が使われ、異なる種類のトロンボキサンとプロスタサイクリンが作られるとしたらどうなるだろうか？」このプロセスはもしかすると人の血液中の凝固と抗凝固の両方に働く新しいバランスを作り出すかもしれない。さらに、この新しいバランスが血液中や組織中に高いエイコサペンタエン酸を有するエスキモー人で、なぜこのように心臓発作がほとんどないことを説明してくれるかもしれない。

　少なくともそれは、ダイアバーグとバングが何年か前に語った話であった。ダイアバーグとのインタビューで、その考えは自分のものであったと明らかにした。しかし、後にそれは二人が同時に思いついていたということで合意した。それは誰が思いついていたとしても良いアイデアであった。二人の医師はすぐにボランティアから採血し、その血液に同量のアラキドン酸またはエイコサペンタエン酸を加え、そのアイデアを試した。アラキドン酸は、予期したとおり、血液中の血小板を凝集させた。しかし、エイコサペンタエン酸を加えると、その血小板凝集作用は大幅に抑制された。

　この幸運な発見の直後に、ダイアバーグは英国の学会に出席する予定があった。ロンドンのホテルの自分の部屋からダイアバーグは、ケントにあるウイルコム研究所のジョン・ベイン研究室に人生で最も重要な電話の一つをかけた。ダイアバーグは自己紹介し、まずベインをいかに高く評価しているかを

話しはじめた。それから、ダイアバーグはエスキモー人についての話を持ち出した。話の途中で一時休むと、ベインは「話を続けて、話を続けて」と催促した。ダイアバーグが話し終わるとベインは「ジョン、今どこにいる。あなたのところに迎えの車を出す」と言った。ダイアバーグはベインが自分の名前を覚えていてくれてとてもうれしかったことを今も記憶している。

　血小板凝集作用がより弱いトロンボキサンの一種がエイコサペンタエン酸から作られるかもしれないという考えは、ベインにとっても明らかに魅力的であった。ベインにはそれはあり得ないことではないように思われた。ダイアバーグとバングはそれを知らなかったかもしれない。しかし、プロスタグランディンは1950年代後半にスネ・ベリストロームによって同定され、1960年代前半にはプロスタグランディンＥとＦには３つの異なる種類が存在することも知られていた。それは出発物質がアラキドン酸かエイコサペンタエン酸かジホモ - ガンマ - リノレン酸のいずれかに依っていた。ジホモ - ガンマ - リノレン酸は第三の20個の炭素をもつ脂肪酸でオメガ-6系脂肪酸に属し、アラキドン酸に合成される直前の前駆物質である。アラキドン酸から合成されるプロスタグランディンは、常に最も生理活性が強く、最も多く存在していたので、最も注目された。しかも1930年代のバー夫妻の実験以来ずっと、アラキドン酸は必須脂肪酸ではないかと疑われてきた。ベインはエイコサペンタエン酸が新しく発見されたトロンボキサンやプロスタサイクリンの前駆物質になりうることをすでに知っていたかのようであった。エスキモー人の低い心臓病の発症率は、この考え方が健康にとって非常に大きな意味をもつことを明確に物語っていた。

　ダイアバーグは、ケントで彼らが初めて出会った時に、ベインはこれから行うべき共同実験の概略を示し、「また英国に来ていくつかの共同研究をして、エイコサペンタエン酸の特許を申請しよう」と招待されたことを思い出す。エイコサペンタエン酸は自然界に存在する物質で特許化することはできないので、その特許を決して受けることはなかった。しかし実験は成功し、1978年のランセット誌の論文につながった。その論文で血小板が確かにエイコサペンタエン酸を使って、血小板凝集力のより弱い別種のトロンボキサン

を作ることを示した。また血管の内皮細胞は、エイコサペンタエン酸を使って、アラキドン酸から作られるプロスタサイクリンとほぼ同様な抗凝集作用を示す、別種のプロスタサイクリンが作られることを示した。食事で多量のエイコサペンタエン酸を摂取すれば、人の血管内のバランスは明らかに血小板凝集が起き難い状態に変わるであろう。その論文でエイコサペンタエン酸は「欧米における血栓症や動脈硬化症の発症を抑えるかもしれない」と示唆して締めくくった。そして、この論文がきっかけとなり、「どのカクテルパーティーでも、魚油の効用が話題になった」とダイアバーグは今も記憶している。

　その論文は、食品工業から多くの激しい反論が出た最初のものでもあった。なぜなら、マーガリン中の脂肪酸は健康のために最も良くないかもしれないと指摘したからである。マーガリンには多価不飽和脂肪酸が多量に含まれている。しかし、それらの多価不飽和脂肪酸は主にリノール酸であり、アラキドン酸の親脂肪酸である。そして、アラキドン酸から最も強力な血小板凝集作用のあるプロスタグランディンがつくられる。このことを誰もがランセット誌にその論文が掲載される前から知っていた。しかし、それ以前には、それに関して誰かが何かできることがあると思っていた人はいなかった。アラキドン酸は生成可能なものであり、リノール酸から作られ、リノール酸は健康にとって必須であった。誰しも健康に悪いものと一緒に良いものを摂らなければならなかった。

　ダイアバーグは、世界最大の食品加工会社の一つで、その当時人気のブルーブランドマーガリンの製造会社であったユニリーバ社を訪れるようオランダへ招待された。しかし、彼はそこで「残酷で厳しい」質問の時間にさらされた。1979年のランセット誌の書簡には、ユニリーバ社の3人の研究者から、"エヌ -3"系脂肪酸の安全性についての疑問が提起された。それらの脂肪酸は実際に心臓組織壊死の原因になるかもしれないし、ミンクや猫の黄色脂肪症、すなわち「種々の動物に一般的にみられる異常な脂肪蓄積」の原因になるかもしれないことが示唆されていたからである。どちらの懸念も次に続く研究で実証されなかったが、オメガ-3系脂肪酸には、他の脂肪酸に比べ酸素による攻撃に脆弱で、他の分子や組織を次々と攻撃する反応性が非常に高いフリーラ

ジカルを産生するという、論理的かつ継続的な懸念要因があった。

　話は変わるが、ダイアバーグとバングは（シンクレアの参加なしに）、エスキモー人の食物中に多量に含まれるエイコサペンタエン酸が、血液凝固にかかる時間に確かに影響を与えるかどうかを調べるためにグリーンランドに戻った。最初の遠征時の技術者であったアアセ・ニールセンは、1970年に止血時間の差異を観察していたが、バングとダイアバーグは、複数の探検家がエスキモー人の鼻血傾向についてふれた記述のみならず、エスキモー人の傷口からおびただしく流れる血液が描かれた歴史的戦いの記述についてもすでに読んでいた。

　「極度に頻発する疾患、つまり人びとがほとんど軽視している状態に対して、この名称を適切に使うとすれば、頻発する鼻血であろう。その部族のほとんどは、少なくとも4〜5日ごとに鼻血が無意識的に出るが、出ない人は部族の中でおそらく一人もいないくらいだろう」と記述した北極探検家ペーター・フロイチェン（Peter Freuchen）は、正しくかつ先見的に、この現象は食事に起因すると考えた。しかし、バングとダイアバーグはエスキモー人の止血時間を最初に実際に測定した。彼らは、イロルスイトに住む愚痴一つこぼさない調査対象者の居住地に戻った。そして、エスキモー人の止血時間がデンマーク人の対照者のほぼ2倍長いことを見つけ、非常に驚いた（エスキモー人8分6秒に対し、デンマーク人4分48秒）。二人の医師は有頂天になりデンマークに帰った。彼らは、自分達がエスキモー人の（脂肪摂取量は多いが）低い心臓病発症率を示す矛盾を解決して、破滅的な被害をもたらし、医療費が高額なこの疾患から世界を救うだろうと考えた。

　話を英国に戻す。高齢のシンクレアは、自分の止血時間の変化を観察するためアザラシの肉を100日間食べ続け新聞の大見出しを飾ったが、科学界での名声はほとんど上がらなかった。アザラシの肉はカナダから冷凍で送られ、オックスフォード大学マグダレン校食堂で解凍と調理が行われた。シンクレアはほぼ毎日、夕食をその食堂で食べていたが、他の同僚たちの多くがそこには近づかないほど、その匂いはひどいものであった。シンクレアの止血時間は確か

に延長した。しかし、このバランスの悪い食事によって壊血病は起きなかった
と、誰も自信をもって言うことはできなかった。ダイアバーグは「エスキモー
人は動物のすべての部位、脳、骨、内臓、そして筋肉を食べる」と述べた。彼
はシンクレアの非科学的な企画に距離を置こうとしていた。「彼は、アザラシ
の肉をただ食っていただけだ」。

　後にさらに研究が進み明らかとなったが、バングとダイアバーグはエス
キモー人の食事の一面と一つの利点しか探り出していなかったのである。事
実、魚のオメガ-3系脂肪酸は、止血時間を長くする以外の方法で心臓病を予
防する。ポートランドにあるオレゴン健康科学大学のウィリアム・コナー
（William Connor）が1983年に初めて報告したように、オメガ-3系脂肪酸は
血圧やコレステロールを含む血液中脂質にも良い影響を及ぼした。エイコサペ
ンタエン酸は、組織の炎症性反応を完全に低下させる（炎症性反応は、現在で
は心臓病の多くのプロセスの始まりと考えられている）ことも発見された。そ
して、ダイアバーグとバングが、初めほとんど重要と考えていなかったDHA
は、その後に心臓細胞を安定化させることが明らかになった。ボストンの医師
アレキサンダー・リーフ（Alexander Leaf）は1995年、心臓細胞膜のDHA
レベルが増加すると、これらの細胞の異常で潜在的に致死的なリズム、つまり
心臓病患者の最も一般的で直接の死因である不整脈を発症する傾向を大幅に減
少させることを発見した。
　しかし、これらの新たに加わった結果の知識がなかったとしても、ダイア
バーグとバングのグリーンランドでの4度目の遠征調査結果は、研究者に魚食
や魚油摂取の心臓病予防効果研究を促し、キーズの7カ国研究のデータを再調
査させるほど十分な魅力と説得力があった。1989年に報告された、英国にお
ける心筋梗塞の二次予防に対する食事影響の検討試験（Diet and Reinfarction
Trial（DART）；食事と再梗塞形成の介入試験）では、魚食による心臓病予防
効果は研究を始めて6か月以内に現れた。この迅速な反応は第二次大戦中に
起きた心臓病死亡率の上昇と下降を想起させた。しかしながら、研究者はもは
や、この種の急速な変化に惑わされなくなった。彼らは今や、トロンボキサン

の効力を理解し、DHA の細胞膜での役割を理解しはじめていたからである。

　さらに、一層基本的なことであるが、ダイアバーグとバングの 4 度目のグリーンランド遠征調査結果は、血流や多くの他の非常に基礎的な生物学的特性に関して、『正常』とは何を意味するか、科学者の見解を変えようとしていた。1970 年代後半までは、『正常』とは主に西洋文化圏で最も多く存在していることであった。通常それは米国の平均と想定されてきた。しかし、ダイアバーグとバングは血液凝固時間のような基本的なことがらでさえ、世界のそれぞれの地域で大幅に異なる可能性があり、食事のような単純な方法で変えられる可能性があることが示唆された。

　ダイアバーグによると、「『正常』は、『最適』とは、随分かけ離れているかもしれないので、私たちは『正常』という用語に十分注意を払わなくてはならない。おそらく、エスキモー人の血液凝固時間が『正常』により近く、『異常』に短い血液凝固時間は私たち欧米人の方なのだろう。結局、欧米人は何が原因で死亡するのだろうか。欧米人は鼻出血が原因では死亡しないだろう。そのとおり、欧米人は血液凝固が原因で死亡するので、血液凝固は遥かに一層深刻な問題である」。

第 **6** 章

木のラードと牛の油

山の羊は味が良い、しかし、谷の羊が肥えている。
そのため、谷の羊を捕えるのがより望ましい。

トーマス・ラブ・ピーコック（Thomas Love Peacock 英国小説家・詩人、1829 年）

　ラルフ・ホールマンの研究の足跡をたどる前に、つまり多価不飽和脂肪酸のわかりやすい命名法を創った 1960 年代から、オメガ-3 系脂肪酸が人にとって必須かどうかの問題が最終的に決着した 1970 年代〜 1980 年代までの歴史を述べる前に、香りの溶媒で、ほとんどの料理の味を特徴づける、脂っこい物質、脂肪そのものについてしばらく時間を費やしたい。かつての、脂っこいという言葉は、必ずしもこんにち、それが意味するような悪い意味合いを含んでいなかった。以前は、脂っこいということはほめ言葉であった。しかし、食事の味がおいしくなってきたので、その意味合いは変わってきた。脂肪と炭水化物の摂取エネルギーを合計すると人の全摂取エネルギーの 80%以上を占める。つまり、人気と同様、比率も一方が上がると他方は下がる。

　糖質の摂取量が増加し（少なくとも近ごろのアトキンス食の熱狂的な大流行までは）、医師が脂肪の健康への影響に懸念を表明していたため、脂肪は人気（favor）を失っていた。ちょっとした言葉の遊び（洒落）を許していただけるなら、しかし、脂肪は一度もその風味（flavor）を失うことはなかった。油脂、脂肪、ブラバー（鯨・海獣の脂肪）、油、ラード、タロー、バター、スエット（牛・羊腎臓の脂肪）、これらの物質にどのような名前が付けられようとも、水に不溶で、食物のほとんどの風味の源である。なぜなら、香りの分子も水に不溶で、脂肪に非常によく溶けるからである。そのため、脂肪は食物に

独特な香りや風味を添える。脂肪は、料理としてイメージされるものに、香りや風味を運ぶ乗物であり、溶媒である。イタリア人にはオリーブ油、メキシコ人にはラード、中国人にはゴマ油の風味が結びつくように、鯨の油は、エスキモー人の食物がどう香り、どのような風味がするかという感覚とすっかり結びついている。体の臭いが、自分達の使う料理の脂肪のような匂いがしはじめるとさえ言う人もいる。1800年代に、ヨーロッパ人が最初に中国に居留した時、動物の油をめったに料理に使わない中国人は、時にバターを牛の油と呼ぶことがあったので、これらの外国人をバターのような、あるいは牛の油のような匂いがすると思ったという。

　筆者以外のほうが、料理における脂肪の役割について、より巧みに、よだれが出るほどおいしそうに文章を書くことができるかもしれない。筆者が脂肪について少し時間を割きたいと言った場合は、脂肪の構造のことを意味しており、風味を添え、味を特徴づける食品としての脂肪ではない。より化学的な内容になると思われるが、心配する必要はない。私たちのほとんどは、特に料理に使う脂肪の構造について、かなりよく理解しているからである。

　ご存知のように、たとえば、バターやココナッツ油やパーム油は、室温、約22℃（約72°F）で固体である。それが、時にパーム油が木のラードと呼ばれる理由である。そして、この固体状態はこれらの各脂肪に高比率で存在する飽和脂肪酸（ステアリン酸やパルミチン酸等）に起因することは、すぐ理解できるだろう。飽和脂肪酸の規則正しいジグザグ形の尾部は、二重結合の曲がりがもたらす柔軟性がほとんどないので、相互にきちんと重なることが容易となり、結晶あるいは固体を生ずる（図5）。

　料理人は、不飽和脂肪酸についても何らかの理解をしているが、そのことを自覚していないのかもしれない。彼らはある種の脂肪がより酸化されやすく、その脂肪が空気に曝露されると酸敗臭を発生することを経験上知っている。牛肉は冷凍庫で豚肉よりも長く保存でき、豚肉は魚よりも長く保存できる。そして、こうした差異が、これらの食品中の各脂肪中に存在する二重結合数の増加によって生ずることを知るのにさほど時間は要しない。なぜなら二重結合のどちら側の水素原子も酸素分子の攻撃を非常に受けやすいからである。

68

ステアリン酸 Stearic acid:（融点；＋69℃）

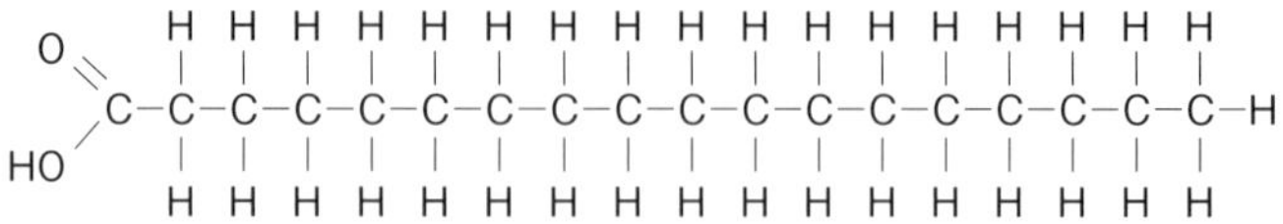

```
   O    H H H H H H H H H H H H H H H H H
    \\  | | | | | | | | | | | | | | | | |
     C-C-C-C-C-C-C-C-C-C-C-C-C-C-C-C-C-C-H
   HO/  | | | | | | | | | | | | | | | | |
        H H H H H H H H H H H H H H H H H
```

オレイン酸 Oleic acid:（融点；＋13℃）

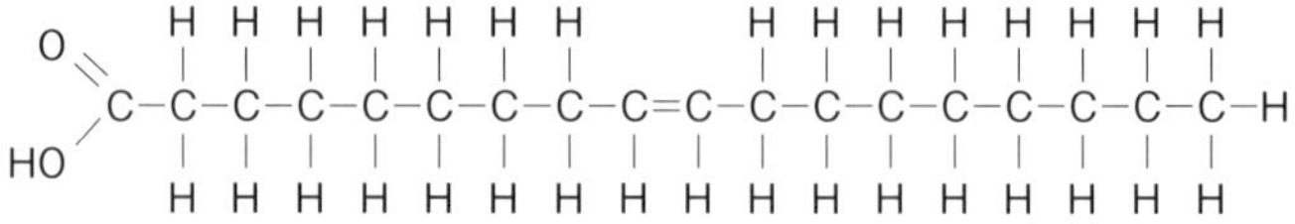

```
   O    H H H H H H H       H H H H H H H H
    \\  | | | | | | |       | | | | | | | |
     C-C-C-C-C-C-C-C-C=C-C-C-C-C-C-C-C-C-H
   HO/  | | | | | | | |     | | | | | | | |
        H H H H H H H H     H H H H H H H H
```

リノール酸 Linoleic acid:（融点；－9℃）

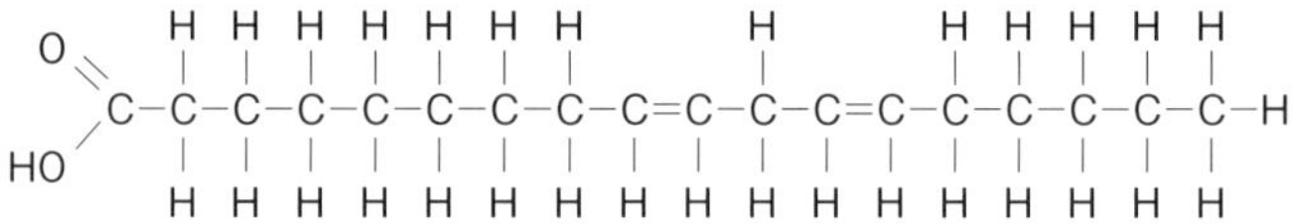

```
   O    H H H H H H H       H       H H H H H
    \\  | | | | | | |       |       | | | | |
     C-C-C-C-C-C-C-C-C=C-C-C-C=C-C-C-C-C-C-H
   HO/  | | | | | | | |           | | | | | |
        H H H H H H H H           H H H H H H
```

α-リノレン酸 Alpha linoleic acid:（融点；－17℃）

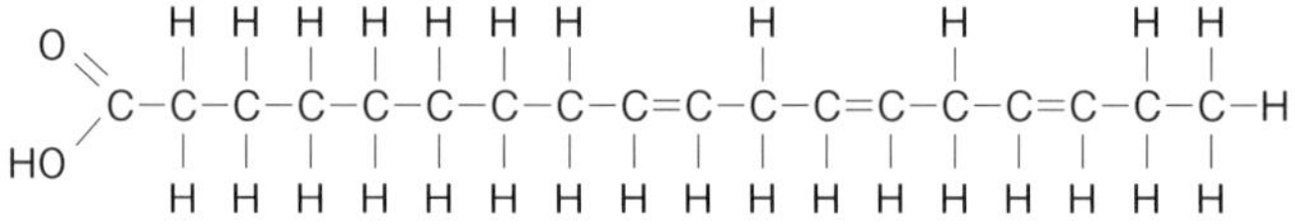

```
   O    H H H H H H H H       H       H H
    \\  | | | | | | | |       |       | |
     C-C-C-C-C-C-C-C-C-C=C-C-C=C-C-C=C-C-C-H
   HO/  | | | | | | | |               | |
        H H H H H H H H               H H
```

図5　脂肪酸の融点の違いと脂肪酸中の二重結合のはたす役割

融点、つまり、固体が液体になる温度は、脂肪や自然界での二重結合が果たす何らかの役割を教えてくれる。図5のすべての脂肪酸は18個の炭素鎖をもつが、唯一ステアリン酸だけが室温で固体である。その他の脂肪酸は二重結合を、それぞれ1個、2個、3個もっており液体である。二重結合は通常、シス型であるが、それをトランス型に変えると融点は非常に大きな影響を受ける。たとえば、オレイン酸がトランス型になると、融点は13℃（55°F）から44℃（111°F）に上がる。けれども、融点が、すべてをもの語っている訳ではない。なぜなら、DHAより二重結合の少ない脂肪酸の中には、DHAより、融点がわずかに低いものもあるからである。さらに、脂肪酸の性質にとって重要なのは、脂肪酸の二重結合の配列であり、2つの二重結合間に炭素が存在するかどうかである。この共役結合型の炭素上にある水素は、共役結合と呼ばれているように、酸素や酵素との反応性がきわめて高い。それらの水素は、不飽和脂肪酸の分子形状をより容易に、かつすばやく変化させる。アルファ・リノレン酸はこれらの水素を4個もち、アラキドン酸は6個、DHAは10個、リノール酸は2個もつ。

　酸化された脂肪酸は、台所でも、生きた組織でも良い物質ではない。植物も動物も、脂肪酸への攻撃を抗酸化物質で守る。抗酸化物質は、酸素の攻撃を受ける目的で作られた神風特攻機のような自殺的分子で、酸素の攻撃から脂肪酸を無傷なままに保護する。料理人は新鮮な食材を選び調理し、食物をプラスチックラップに包み、冷凍して酸化を防ぐ。あるいは、料理人は二重結合の数を減らした水素添加または部分水素添加植物油を使って調理し食物を提供する。

　料理人は、脂肪が最もエネルギー密度の高い食品で、糖質やタンパク質のもつエネルギーの約 2 倍を供給することも知っている（脂肪が 1g あたり、9kcal に対し糖質やタンパク質は 4kcal）。そして、料理人は、自分の作った料理が客の食欲を満たし満足をもたらすよう、脂肪を十分に使わなければならないが、同時に客が自分の作ったデザートを食べたくなくなる程度までしか、脂肪を使わないよう心得ている。脂肪が高エネルギーである理由は、脂肪の炭素‐炭素と、炭素‐水素の結合が密に詰まっていることに起因する。結合のすべてが分解可能で、放出されるエネルギーは生体燃料として利用されるからである。

　タンパク質は分解することができないアミノ基をもっており、尿素として排泄しなければならない。また、糖質の分子空間の多くは、大きな酸素原子によって占められている。脂肪や油のエネルギー量は大さじ 1 杯あたり約 120kcal と言われている。しかし、不飽和脂肪酸はわずかにエネルギーが少ない可能性がある。なぜなら、二重結合は単結合に比べ約 10% 弱ほど結合エネルギーが低いからである。この差が、肥満治療の食事計画に魚を多くとり入れると、なぜ減量に好結果をもたらすことが多いかの理由を説明するのに役立つかもしれない。しかし、その他の理由もあるので、後の章で改めて考察する。

　植物も動物も、脂肪と糖質（澱粉、またはグリコーゲン）の両方を利用し、余剰エネルギーを貯える。しかし、植物は余剰エネルギーの多くを澱粉として貯え、動物は多くを脂肪として貯える。空間を節約しエネルギーを高密度にもつ脂肪は植物が種子を形成する際に重要である。しかし、このような脂肪の性質は動物にとっても重要である。なぜなら動物は、餌や配偶者を見つけるため

に常時、動き回らなければならないからである。もし、体重が54kgの女性の体脂肪エネルギー分を澱粉に置き換えると、彼女の体重は約68kgになり、敏しょう性や迅速性を失うであろう。人が貯蔵できる脂肪の量には限界がない。これは食料供給の予測ができない時代では大きな利点であるが、食料が常に十分にある現代のような時代では無視できない欠点となる。

料理人は脂肪について他にも重要なことを知っている。脂肪と水、油と水は混ざらない。これは、料理人にとっては、サラダドレッシングまたはグレービーソースをつくる際、問題になる。それは、あらゆる生き物にとっての問題である。なぜなら、生体組織の大部分は水でできており、これらの繊細な生命活動を脂肪に台なしにされないよう防止しなければならないからである。動物は、脂肪に親水性の極性基をつけ、体のどこへ移動する時も常に、疎水性と親水性の両方をもつタンパク質の中に入れて包装し、脂肪を移した後、再包装することで、その困難に取り組む。料理人は、レシチンのような乳化剤を使う。

レシチンは自然界に存在する物質で、卵黄に多く存在する。毎日の生活の科学 *"McGee on Food and Cooking"* を著したハロルド・マギー（Harold McGee）によると、レシチンは台所用の石鹸（せっけん）と同等の役割をもつという。レシチンは、油脂と水の間に存在する溝に橋をかける。それは事実、リン脂質の一種で生体膜の構成成分として、第1章で説明した物質である。

すべてのリン脂質は、その炭化水素の尾部の1つが極性の強いリン酸基に置き換られたトリアシルグリセロールに似た構造をもっている。外見上はわずかな変化であるけれど、これがこれらの分子に驚くべき仕事を行うことを可能にする。リン脂質は、生体組織では生物世界の不思議の1つである生体膜の二重膜構造を生みだした。これは、自己集合的な多層構造（ある種の脂肪サンドイッチ）で、ここではマイナス荷電をもつリン酸基（パン）は外側に並び、細胞の内側と外側の水溶性の環境と接する。そして脂肪酸の尾部（ピーナッツバター）は、中央にしまい込まれる。こうして、脂肪酸の尾部は水や他の荷電物質に対する障壁を形成する（図6）。

水と脂肪の間の自然な反発は動植物にとって、単に問題となるのではなく、これのすべてが組み合わさって、脂肪の持つ約2倍のエネルギーを利用す

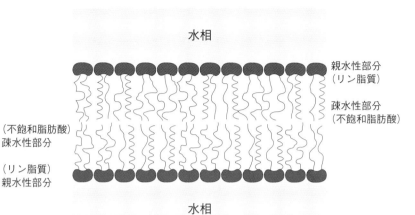

水相

親水性部分
（リン脂質）

疎水性部分
（不飽和脂肪酸）

（不飽和脂肪酸）
疎水性部分

（リン脂質）
親水性部分

水相

図 6　リン脂質の二重層はあらゆる細胞膜の基本構造を形成する。

これらのリン脂質の親水性部分（荷電したリン酸基頭部）は、細胞外と細
胞内の水相側に向けられ、疎水性部分（脂肪酸尾部）は水相から遮蔽され
る。

るために耐える特別な構造をとる。また、この反発は、動植物が自分らのため
に働かせる重要な障壁にもなる。生物はこの脂質と水のような化学的反発（こ
の敵意をハーマン・メルビルが白いマッコウクジラ、モビー - ディックに尊敬
の念を呼び起こしていたように）を利用して、細胞と細胞を分け、細胞を部分
に分ける薄く耐水性のある障壁、つまり多細胞生物の生存を可能にする生体膜
を作りだした。

　料理人が脂肪について経験的に知っていることはまだまだあろうが、台所
は実験室ではないので、料理人がどうしても知ることのできない事柄もある。
その中の一つは、バターやトウモロコシ油のようなあらゆる油脂を構成する実
に多様な脂肪酸組成である。料理人は、アイスクリームを提供する時、あるい
はディッシャー 1 杯分のマッシュポテトの上にバターの塊がゆっくりと溶ける
ように置く時、この多様性を利用する。しかし、こうした調理では、バターの
トリアシルグリセロールは、異なる融点をもつ多種類の脂肪酸が含まれていな
くてもたぶん構わないだろう。

　しかし、特に棒状のバターや一塊のラードのように均一にみえる脂肪では、この多様性を見いだすことは難しい。1950年代から60年代にかけて、ほとんどの脂肪が数百種類ものトリアシルグリセロールで構成され、数十種類の異なる脂肪酸が含まれていることを、化学者が明らかにしはじめた時、料理人は何を想像したであろうか。この多様性は、細胞膜に穴を空けることもできる鋭利な結晶形成をある程度防ぐ働きをする。そして、それはまさに細胞に生体膜の適正な環境をつくり、タンパク質分子のねじれ運動や回転運動に適した環境をつくり出す一因となる。その生体膜の環境とはいったい何であろうか。動物はいかにその環境を維持し、いかに食事により影響をうけ、さまざまな臓器でいかに微細に調整されるかについては、料理人はもちろん、生物学者にとっても、まだ大部分が謎のままである。しかし、キーズや他の脂肪仮説者たちも、こうしたことに当時、ほとんど気づきさえもしなかった謎であったことを記憶に留めておいてほしい。

第 7 章
その化学者は料理の達人

食べ物を汝の薬とし、薬を汝の食事とせよ。

医学の父ヒポクラテス（Hippocrates, 紀元前 約 400 年）の言葉と考えられている。

　油脂中の脂肪酸の多様性について、ラルフ・ホールマンほど多くのことを知っている者は他にはいない。ホールマンは、すべての脂肪を構成する取り扱いが厄介なトリアシルグリセロールの混合物から、アルファ-リノレン酸（またはエイコサペンタエン酸、または DHA）を何とか精製しようと何年も何十年も費やした。この精製過程を通じ、ホールマンは、あの厄介な混合物に対するある種の尊敬の念を抱くようになった。その尊敬の念とは、それぞれの脂肪酸にはそれぞれの存在理由が何かしらあるに違いないというものであったが、科学者も料理人もまだそれを理解していなかった。

　多くの科学者が1960年代から70年代にプロスタグランディン研究の時流に飛び乗ったが、この脂肪酸に対する深い尊敬の念がホールマンにプロスタグランディン研究に飛び移ることを踏み止まらせた。ホールマンは自身の良き友人であるスネ・ベリストロームが、これらの強力な新しい生物学的シグナルの単離に成功したことを人伝てに聞いていた。そして、ベリストロームとダビット・ヴァン・ドルプ（David van Dorp）が1964年に論文を発表した時、ホールマンは他の科学者らとともに、脂肪酸がプロスタグランディン合成の出発物質であることを学んだ。

　今や必須脂肪酸の役割は完全に理解された。その役割はプロスタグランディンの出発物質を供給することだけであると多くの科学者は考えた。しかし、ホールマンはそう考えてはいなかった。彼は種々の脂肪酸の性質を熟知

していたので、多価不飽和脂肪酸は生体内で他に重要な役割を果たしていると
密かに考えていた。それらは、1950年代から提唱していたように、コレステ
ロール輸送における役割やほとんどの代謝過程に関与する生体膜の最適環境を
つくり出す役割などである。

「ベリストロームは、プロスタグランディンの収量を増加させる方法を模索
してきたかもしれないが、私は脂肪酸がプロスタグランディンに転換されるの
を防ぐ方法を模索してきたのかもしれない。ベリストロームはプロスタグラン
ディンにしか興味がなく他のことはすべて投げ捨てたが、私は脂肪酸がプロス
タグランディンに合成される以前のすべてに興味があった」とホールマンは最
近の電話取材で話していた。

小児科医のアリルド・ハンセンと哺乳瓶乳幼児湿疹問題に関する共同研究
を始めて以来（砂糖で甘くしたスキムミルクを乳児に与えるのが、かつての当
たり前の習慣であったことに代わり、乳児用調整乳を与えるようになってか
ら）、ホールマンは必須脂肪酸と病気との関連に興味をもっていた。最初これ
は、リノール酸とアラキドン酸だけを調べることを意味していた。なぜなら、
それらの脂肪酸のみがバー夫妻が見いだした症状を治癒させることができたか
らである。当初これらの脂肪酸の確かな適正必要量が明らかにされた動物は唯
一ラットだけであったので、ハンセンとの共同研究のため、次は人の幼児が対
象となった。

大人でのリノール酸の必須性の問題は、第3章ですでに述べたように、1960
年代になって、医療施設で患者に対する静脈栄養法（Intravenous feeding）
または完全静脈栄養法（Total parenteral nutrition；TPN）によって、長期
間にわたる栄養管理ができるようになり、ようやく解決された。脂肪を静脈か
ら注入することは困難なので（脂肪は水溶液には溶けないため）、初期の完全
静脈栄養法の調製品には脂肪は入っていなかった。無脂肪の調製品で長期間、
栄養補給された患者は乾燥鱗片状皮膚、体重減少、水分摂取量の増加など、30
年前にバー夫妻がラットで観察した症状と同じ症状を数多く発症した。

痛ましいことに、ラルフ・ホールマンの母親はこれらの患者の一人であっ
た。母親は、腸間膜梗塞症で腸の機能が破壊されたため、完全静脈栄養法装置

を装着されていた。ホールマンは、まさに自身が予防しようと研究している
この種の欠乏症で母親を亡くすことになるが、彼はただ見守ることしかできな
かった。母親の主治医はホールマンが語る必須脂肪酸について理解があったが
（当時、多くの医師は必須脂肪酸を理解していなかった）、誰も母親に不足して
いる栄養素を安全に供給する方法を考えつかなかった。脂肪をそのまま静脈に
注入すれば、それ自体により死亡する危険性があるからである。そこで、トウ
モロコシ油を全身に塗りこむことが試みられ、いくらか効果がみられたが、完
全にその欠乏症を治癒させることはできなかった。1961 年に毒性のない脂肪
乳濁液がスウェーデンで開発されたが、米国ではまだそれを入手することがで
きなかった。1962 年にホールマンの母親は死亡した。

　「なぜ、よりによって私の母親にこのようなことが起こったのだろうか」
と、ホールマンは自問したことを忘れない。そしてホールマンは医師に脂肪酸
の重要性を説得しようと、さらなる努力をした。何かを新しく発見するという
当てもなかったが、彼は、神経系の疾患を専門とする医師たちに患者の血液を
試料として提供してもらえないかとお願いした。その時こそがまさに、人の健
康問題としては、オメガ-6 系脂肪酸欠乏よりもオメガ-3 系脂肪酸欠乏がはる
かに蔓延しているというヒントを、ホールマンが最初に入手した時であった。

　その頃までに、脳や神経系には DHA だけでなく、アラキドン酸などの多価
不飽和脂肪酸が非常に豊富に含まれていることが知られていた。ホールマンは
神経性食欲不振症、ハンチントン病、黄斑変性症、多発性硬化症、神経変性、
網膜色素変性症やライ症候群の患者はアラキドン酸欠乏になっているかもしれ
ないと予感していた。しかし驚いたことに、これらの患者には多量のアラキド
ン酸が通常みられ、オメガ-3 系脂肪酸である DHA は非常にわずかな量しか
みられなかった。

　ホールマンは米国油化学学会（American Oil Chemists Society）の会員
だったので、これらの知見をその学会で初めて発表した。しかし、その反響は
「だからどうだって言うのですか。なぜ、あなたはこれらの患者の低 DHA レ
ベルを、これらの疾患の結果ではなく、原因だと考えるのですか」というもの
であった。この反響に落胆せず、ホールマンは健康人の脂肪酸の概略を把握す

る必要があると考え、世界中の集団から血液試料の収集を開始した。彼はミネソタの集団と世界中の集団を比較したかった。

　ホールマンは、このミネソタの対照者は世界で最も裕福な国の 100 人の市民なので、たとえばインドの人びととと比べると、良い結果を生むだろうと考えた。しかしこのミネソタ集団は、血液中のオメガ-3 系脂肪酸レベルの尺度でみると最も低い階級に入り、オメガ-6 系脂肪酸レベルの尺度でみると最も高い階級に近いことを発見して驚いた。ホールマンが調べた集団（スウェーデン、オーストラリア、さらにインドや後に調べたナイジェリアも含む）の中で、ミネソタの対照集団よりもオメガ-3 系脂肪酸レベルが低い階級の集団は、わずかにアルゼンチンの栄養不良の幼児集団と米国の幼児集団だけであった。

　しかし、これらのデータも最初の段階では物珍しさにしか過ぎず、「それがどうしたって言うのか？」という声を超えて心を奮い立たせてくれる反響は何一つなかった。オメガ-3 系脂肪酸はこれまで一度も人に必須であることは示されていなかった。そのため、血液細胞膜中含量が米国の幼児で 4%未満、そしてナイジェリア人で 13%以上、そして米国集団の DHA レベルが非常に低かったことが、いったい、なぜそんなに重要なことなのであろうか。こうした結果は、これらのオメガ-3 系脂肪酸が広い範囲で生命を支えている可能性を、単に示したに過ぎなかったのではなかろうか。

　1967 年、マス（鱒）が魚粉餌で養殖された場合に比べ、トウモロコシ油餌で養殖されると成長が悪く死亡率が高くなることが観察され、オメガ-3 系脂肪酸はマスで不可欠であることが明らかにされていた。しかし、魚類の必要量は哺乳類とは異なると考えられていた。この研究論文の著者は、「海洋動物と哺乳動物の体脂肪酸組成の差異はよく知られているが、これは海洋動物の脂肪酸必要量が哺乳動物とは異なるという仮説を支持し、魚類の脂肪酸はより不飽和度が高く、リノレン酸系列の脂肪酸が際立って多い」と記述していた。これは研究者にとって納得できる考え方であった。なぜなら、寒冷な水環境では陸上環境よりも高い不飽和度が要求されるからである。しかし、オメガ-3 系脂肪酸の必要性が（魚類以外にも）広がるかもしれないと考える者は、ほとんどいなかった。

　その後、1970 年代後半に多くの進展が、ホールマン研究に新たな光明を投げかけ、脂肪酸の王様であるリノール酸に女王がいることが囁^{ささや}かれはじめた。ダイアバーグとバングは、エスキモー研究で血液中のエイコサペンタエン酸濃度の違いが、健康に重要な影響を与えることを明らかにした。さらに、ホールマンは 6 歳の少女がベビーシッターの夫に腹部を誤って撃たれてしまった銃撃被害者の症例について助言を求められていた。

　シャワナ・レネー・ストロベル（Shawna Renee Strobel）がその傷に苦しんだ当時は、金髪で青い目の健康な幼稚園児であった。その銃撃被害がなければ、彼女は人のオメガ-3 系脂肪酸欠乏の世界で初の症例として科学論文に記録されることはなかったであろう。彼女の母ドレナ・ストロベル（Dorena Strobel）は、イリノイ川沿いのイリノイ州の小さな町モーリスの家族向けレストランでウェートレスとして働いていた。もう 1 人の若いウェートレス、ドリス・クラーク（Doris Clark）は結婚していたが、子どもを授かることができなかったため、ドレナと若い娘の二人に親しみを感じてきた。母親のドレナが働いていた時、ドリスはシャワナのベビーシッターを買って出た。そして、シャワナに何回か泊まるよう誘っていた。1978 年 10 月のハロウィンにも、ドリスと夫は 6 歳の女の子を街の祭りに連れて行きたかった。

　ドリスは、ハロウィンの午後、シャワナを家まで車で迎えに行った。しかしその後、シャワナの母が娘に再び会ったのは、モーリスの小さな病院の前で、クラーク夫妻の車から降ろされ担架で運ばれている時であった。ドレナは、シャワナが亡くなる前に、「レイおじさんは私に、『自分でうっかり撃ったとお母さんに話しなさい』と言われていたが、本当は自分で撃った事故などではなかった」と言っていたことを忘れない。ドリスの夫であるレイ・クラーク（Ray Clark）は、確かに警察でシャワナが自分で誤って腹部を撃ってしまったと言っていた。しかし、後に彼が 22 口径のライフル銃を居間で手入れしていた時にその銃を誤射したと結論づけられた。レイ・クラークは 6 ヶ月間更生施設に入れられた。

　シャワナは、その間に生命を救うために数々の手術を経験してきたので、彼女にはどれだけの腸が残っていたであろうか。事故直後の最初の 7 日間で 3

回の外科手術を受け、約 2.5m の小腸と約 30cm の大腸、さらに回盲弁も取り除かれた。後にシカゴの子供記念病院で、外科医らは残された腸を形成外科的に再接続しようとした。そうすれば彼女が生き延びた場合、自分の便を集めるための結腸瘻袋（けっちょうろう）の装着が必要なくなるだろう。しかし、これほど多くの小腸と結腸を切除してしまったので、シャワナは、すべての栄養を完全静脈栄養法に依存せざるを得なくなった。完全静脈栄養法は、ホールマンの母親が亡くなった時以後、かなり改善され、リノール酸も加えられていた。しかし、完全静脈栄養法は、この6歳の少女の症状が示していたように、完全と言うにはまだ程遠かった。

　半年の手術と回復術の後にシャワナは退院し、自宅で母親の看護を受けることになった。前々から看護師になりたかったと言っていたドレナは、苦労して看護学を学んだ。ドレナは娘に医療用輸液ポンプを取りつける方法やすべての輸液用栄養チューブを殺菌する方法を学んだ。次の年の11月まで、シャワナは予想どおりに暮らしていたと彼女の主治医らは考えていた。しかしその後、次第にチクチク、キリキリというしびれの症状や四肢の衰弱が出はじめ、さらに時に目がぼんやりすることもあり、完全に歩くことができなくなってしまった。それは、彼女の治療を担当していた神経科医がこれまで一度も見たこともない奇妙な一連の症状であった。

　シャワナがこれまで受けてきたあらゆる辛い経験を考慮すると、彼女の症状は肉体的というより精神的な影響の方が大きいと考える主治医もいた。しかし、イリノイ大学のカール財団病院の研究者の1人、テリー・ハッチ（Terry Hatch）は静脈栄養法に何らかの原因があるかもしれないと疑い、栄養学研究者に連絡をとった。この研究者は教育課程の一部をミネソタ大学で修めていたので、ホールマンの研究をたまたま知っていた。そのため、ホールマンにシャワナの血液中脂肪の脂肪酸分析を依頼した。

　ホールマンは、シャワナも彼女の母親ともまったく面識はなかった。しかし、シャワナの血清中のオメガ-3系脂肪酸量はあのミネソタ対照群の1/3しかないことを見つけ、このイリノイの少女の命を救った。また、ホールマンは少女が装着していた完全静脈栄養法の輸液成分の分析も行なった。その輸液

には主にベニバナ油が使われており、オメガ-3 系脂肪酸量が非常に少ないことも見いだした。当時、ベニバナ油はとても健康に良い油であるとの評判が高かった。その理由は不飽和脂肪酸量が高く飽和脂肪酸量が低かったからである。ベニバナ油のオメガ-6 系脂肪酸とオメガ-3 系脂肪酸の比率は約 115 対 1 である。ホールマンが以前に行なったオメガ-6 系とオメガ-3 系脂肪酸間の代謝的競合を調べた実験から類推すると、その比率ではきっとオメガ-3 系脂肪酸のほとんどがシャワナの組織に入ることが妨げられたであろう。115 人の女性と一人の男性が同時に小さな入口から入ろうとするところを思い描いてみれば、その意味がわかるだろう。その男性は確かに女性より体が少し大きいので、たまには女性の群集を押し分けて入ることができるかもしれないが、男性にはほとんど勝ち目はない。

　ホールマンはシャワナがいま使っているものとは異なる完全静脈栄養法の輸液製品を装着することを提案した。その輸液成分は大豆油を主とした製品でリノール酸とアルファ・リノレン酸が 6 対 1 の比率で両系列の脂肪酸が含まれていた。すると 12 週間以内に彼女の神経症状はすべて消失した。彼女は 22 歳まで生存したが、小腸移植後の発作で死亡した。それは短い一生であったが、誰もが予測した年齢よりも長く生きた。もしホールマンの介入がなければ、そこまで長く生きることはできなかったであろう。シャワナは大学を卒業し、そして亡くなるまで自立した生活を送っていた。彼女は漠然としか意識していなかったが、医学の歴史において大きな足跡を残した。

　ホールマンとハッチはこの若い銃弾の犠牲者に関する知見を 1982 年の米国臨床栄養学雑誌（*American Journal of Clinical Nutrition*）に発表した。同年、ホールマンは米国科学アカデミー会員に選ばれたが、その反響はまたもや「だからどうだって言うのですか？」という以前と同じものであった。アルファ・リノレン酸が人にとって必須であるとしても、この脂肪酸欠乏の可能性はほとんどない。そこにどのような問題があるのだろうか。人はアルファ・リノレン酸をわずかしか（摂取エネルギーの約 0.5%）食事に必要としない。シャワナ・ストロベルのように食品供給が非常に限られる場合は例外で、アルファ・リノレン酸はあらゆる供給食品に含まれる。

「何が新しい発見なのか？」が、もう一つの別の反応であった。ジョージと
ミルトレット・バー（George and Mildred Burr）夫妻は、1930 年にリノレ
ン酸が必須脂肪酸である可能性をすでに検討していた。前述のように、ホール
マンはずっと疑わしいと思われていたことを単に証明したに過ぎなかった。こ
れらの懐疑論者は、シャワナの症状である目まいやかすみ目が、バー夫妻の
ラットの症状である鱗片状皮膚とは大きく異なっていたので、彼らにはこれら
の症状が重要であるとはまったく思えなかった。彼らはこれがまったく知られ
ていなかった欠乏症状だと理解しているようには思えなかった。ハッチによる
と、「私はこの症例が大きな影響力をもつとは思わない。その解決策は手近な
新たな調製輸液にあったので、その問題はさほど重要とは思われない」。しか
しそれは、これまでその存在が知られていなかったパズルのある一片に過ぎな
かった。

　しかし、ホールマンや他の少数の研究者にとって、シャワナの症例は、認
識を 180 度転換させる新しい世界観をもたらした。シャワナはホールマンに、
人もオメガ-3 系脂肪酸欠乏を起こす可能性があることを教えてくれた。もし
それが本当なら、これらの脂肪酸がどの食品から供給され、食品加工技術によ
る劣化や破壊からいかに保護するかに注意を払うべきであろう。また、ダイア
バーグとバングが世界に注目させた脂肪酸、エイコサペンタエン酸も、おそら
く心臓病を予防することのできる重要なサプリメントとみなすのではなく、こ
の欠乏が心臓病の発症を促進する栄養素とみなすべきであろう。

　ホールマンはこの情報をまとめ、家族や友人にオメガ-3 系脂肪酸を摂取す
るよう勧めはじめた。ホルメル研究所の職員の一人が心臓病を患い、自宅で
一時的労働不能休暇をとっていた時、ホールマンはアマニの種子やアマニ油
を入れて自分が作ったクッキーやケーキを持って、お見舞いに立ち寄った。
「もし、私があなたなら魚油を摂るだろう」と、ホールマンはデイル・ジャー
ヴィス（Dale Jarvis）に言った。ホールマンは何度もジャーヴィスの家に立
ち寄った。ジャーヴィスはすでに一度バイパス手術を受けていた。そして主治
医に、治療可能な機能動脈はもうないと言われていたので、ついにホールマン
はジャーヴィスの主治医に魚油を試す許可を願い出た。ジャーヴィスは心臓

病治療のため魚油の多量投与を初めて受けた人の一人となったが、この治療方法は現在では広く推奨されている。これは1985年の出来事であったので、現在では広く行き渡っている魚油のカプセルを当時どこにも見つけることができなかった。そのため、ホールマンは魚油を大缶で大量に買い、ジャーヴィスに1日12グラム（約大さじ1杯）まで摂らせ始めた。それは大変気分が悪かった。なぜなら「魚油は後味が悪く、それを多く摂るのは大変だった」とジャーヴィスは思い起こす。しかし、ジャーヴィスは狭心症がほぼ即座に改善がみられたので、それを根気よく続けた。

　数日以内に、ジャーヴィスは元気になり芝刈り機を押していた。数週間以内に研究所の仕事に復帰し、研究所の機器の調整と管理を行った。彼の最初の課題の1つは魚油をカプセルに充填する装置を立ち上げることであった。その年の後半に、彼はグランド・ティートン（4,200m）国立公園に行き、標高3,660mの高地で乗馬した。その間もホールマンは、ジャーヴィスの血液試料を採取し、赤血球の膜構造脂質であるリン脂質がどのように変化するかを測定した。当初彼はすべてのオメガ-3系脂肪酸値は低く、特にエイコサペンタエン酸レベルは低かった。そのレベルはミネソタ対照群の半分未満であったが、すぐに対照群の4倍に跳ね上がった。

　「私の妻は、太陽がラルフ・ホールマンの上を昇り、そして沈むと考えている」とジャーヴィスは言う。彼は、2度目の冠状動脈バイパス手術をする前まで、20年以上、良好な健康状態を保っていた。「主治医らは休息を取りなさいというアドバイス以外は何もなかったが、彼らは、魚油は何ら悪影響をもたらさないと考えていた」。その2か月後、「例えあなたが何をしていようとも、魚油は効果を示している」と主治医らは言った。

　ジャーヴィスは魚油を摂ることには耐えられたが、どういう訳か、ホールマンがよく持ってきてくれたアマニ種子のケーキには耐えられなかった。その補足説明として、筆者はホールマンの未発表の回想録にあった彼のケーキのレシピをここに記載する。それは、読者が試作するためであり、提供するホールマンの本質を見抜く力を読みとるだけのためである。あらゆる良いレシピのように、このレシピも料理と同様に料理人の心についても多くを物語っている。

その料理人とは言うまでもなく、いつも惜しみなく自分の知識や食べ物を提供してくれる気前のよい化学者ホールマンである。

ラルフのオメガ-3系多価不飽和脂肪酸ケーキ

　用意する調理器具：

　　・18cm の丸底ボール

　　・ゴム製ヘラ

　　・内側をテフロン加工したパン焼き用平皿（19cm×30cm）

　ボールに加える食品：

　　・卵2個（殻はとる）

　　・キャノーラ油、1/8 カップ

　　・2%牛乳、1+1/2 カップ

　　・ナトリウム・フリー・ベーキングパウダー、小さじ2杯

　　・アーモンド香味料、小さじ4杯（牧場にいる気分を味わいたいなら、バター風味香味料）

　　・アマニ種子粉、1/2 カップ

　　・砂糖、1 カップ

　　・細かく砕いたクルミ、3/4 カップ

　　・全粒麦のグラハム粉、2 カップ

　これらの具材をヘラでよく混ぜてから、160℃で焼く

　使用する卵のコレステロールは気にする必要はない。もし必要なオメガ-3系脂肪酸を摂っていれば、その脂肪酸がそのコレステロールを処理してくれる。

　オメガ-3系脂肪酸は脳や神経にある最も重要な多価不飽和脂肪酸（poly unsaturated fatty acids; PUFA）である。あなたは、まさしく今、オメガ-3系脂肪酸でこれらの言葉を見て考えている。

　このレシピにはキャノーラ油とアマニ粉とクルミが入っている。これらはすべて豊富なアルファ-リノレン酸（18:3 ω3）の供給源である。

　皆さんはこのケーキを安心して食べてよい。

第 8 章
愛と哀しみの果て
オメガ-3系脂肪酸もアフリカが起源

最高の食べ物はお腹を一杯にするものである。

アラビアのことわざ

　オメガ-3系脂肪酸の重要性を科学者が、いかに発見したかという長い歴史を簡潔に述べたこの物語では、おそらく読者の推察どおり、登場人物を大幅に減らさなければならなかった。いずれの新しい科学領域も人間と着想が織りなす複雑なタペストリーをつくり上げているが、筆者はその中での、最も有力な色あるいは糸に焦点を当ててきた。そして百も承知であるが、その執筆過程で、幾人かの偉大な科学者や著名な科学研究を取り上げてこなかった。たとえば、革新的な魚類生物学者、ロバート・アックマンの研究についてはほとんど述べてこなかったし、アルファ - リノレン酸からDHAが生合成される全代謝過程を明らかにした生化学者、ハワード・スプレッチャー（Howard Sprecher）についてもこれまで何も触れてこなかった。

　だが、ウイリアム・ランズ（William Lands）とマイケル・クローフォード（Michael Crawford）という二人の科学者がいる。彼らはラルフ・ホールマンやヨーン・ダイアバーグやハンス・オラフ・バングと同様、この歴史を形作る上で重要な役割を果たしてきた。そして今こそ、彼らに正当な評価を与える時である。まず、英国の生化学者、クローフォードから始める。彼は現在（当時）、ロンドンのメトロポリタン大学の、脳化学・人間栄養学研究所の所長である。しかしこの順番は、彼がランズより年上だからではなく（実際、2人とも70歳代であるが、彼はランズよりも若い）、脂肪酸の人間栄養学に関するクローフォードの発想が、私たち人類の発祥したアフリカで形作られたからであ

る。

　2003年秋、北ロンドンにあるクローフォード研究室を訪問した時、彼は筆者に次のように語った。「アフリカは長い眠りからの目覚めの時であった」。そして、「西洋の病気はほとんど存在しなかったが、人々は、広範囲にわたる（消化器系、内分泌系、運動器系、脳神経系、循環器系など）、多種多様な病気症状に苦しみ、その多くは明らかに食事と関連があった。アテローム性動脈硬化症はみられなかったが、食物中のタンパク質含量が低すぎるため、心臓は心内膜心筋線維症により衰弱していた。糖尿病やリウマチ性関節炎はみられなかったが、アフラトキシンに汚染されたピーナッツ摂取による肝臓癌がみられた」。

　1960年に、クローフォードは大学院を出たばかりで、ウガンダ、カンパラにあるマケレレ大学の医学部生化学教室の教授に就任した。彼はこのマケレレ大学在任中の5年間で、時に妻と2人の子供と一緒にアフリカを広く旅行した。ほんの数百kmを越えたくらいの距離で、病気のパターンがこれほどまでにはっきりと変わり得ることに驚嘆させられた。

　北ケニアにあるルドルフ湖湖岸への、とりわけ危険な一つの遠征調査において、クローフォードと他の研究員や医師達は、エレ・モロと呼ばれる小さな部族の人々がO脚を起こしている原因を特定できるかどうかを調べるために、溶岩砂漠を何kmも横断した。エレ・モロ族の下肢はまるでサーベルのような、またはビタミンD欠乏により発症する重篤な、くる病の子供の下肢のようであった。その部族はルドルフ湖周辺に存在する荒涼とした地形によって、他の部族から分断されていた。そしてすべての食料と水をその湖から得なければならなかった。しかし、その湖水は、研究者らが明らかにしたのだが、極度なアルカリ性であった。その上、部族の人々の食事はほとんどが魚で、カルシウムが非常に低かった。こうした理由により、遺伝や感染が原因ではなく、エレ・モロ族の脛骨、すなわち、彼らの体重を支える2本の骨は、弱く弓のように曲がってしまっていた。

　もう一つの調査地である、とても肥沃なビクトリア湖湖岸には、雑草が生い茂るように生える大きな緑のバナナで生計を立てる、裕福で洗練されたブガ

ンダ部族と呼ばれる人びとが住んでいた。この部族での調査で、クローフォードは、部族の男達が栄養不良の子どもたちを車に乗せ病院に連れてくるのを見て、大変ショックを受けた。料理用バナナはタンパク質含量がたいへん低く、そのタンパク質には、いくつかのアミノ酸が欠乏しているので、緑のバナナ、つまり料理用バナナやコーヒーの販売収入はブガンダ部族の金銭的な富を増すことには役立ったが、子どもたちの健全な成長には役立たなかった。

　大人ならこの食料源でも、少量の肉と野菜が補足されれば、なんとか生き延びることができる。しかし、成長期の子供は成長速度が速く、胃も大人に比べて小さいので、栄養不良になりやすい。子どもの成長はしばしば妨げられ、クワシオルコル、すなわち、タンパク質・エネルギー不足などの栄養欠乏症に特徴的な浮腫である太鼓腹症状を発症する。料理用バナナの食事は、大人でさえも問題を起こす可能性がある。彼らは1度に2ポンド以上の料理用バナナを常食する場合もあるからである。そのような大量の食べ物は腸の障害を起こし、痛みを伴い、死亡する可能性のある腸捻転をおこす。これらの腸障害はブガンダ部族で実施される外科手術の主たる理由である。

　こうした経験などから、「食事は本当に重要である」ということをクローフォードは確信した。1960年代のキーズの脂質仮説の人気が、クローフォードに次の理論（現在ではあまりにも単純化し過ぎたと本人も承知しているが）を発展させた。それは、アフリカでは摂取不足、特にタンパク質の摂取不足が主要な問題で、欧米では過剰摂取、特に脂肪の過剰摂取が主要な問題であるという理論である。そのため、1965年にクローフォードがナフィールド比較医学研究所に新研究室を創設するためロンドンに戻った時、彼は脂質研究に焦点をあてようと決めていた。クローフォードは研究室に新しいガスクロマトグラフ装置一式を装備した（これは米国の食品会社の会長であるジャック・ハインズ（Jack Heinz）の好意による。ハインズは個人としても、また食品会社の会長としても栄養に興味をもっていた）。そして、ミネソタのホーメル研究所からエイコサペンタエン酸とDHAおよびアラキドン酸の標準品を手に入れた。

　クローフォードには心臓病や循環器系疾患に視点を置いた脂質研究に着手

する理由がまったくわからなかった。これらの研究領域はすでに過密状態であった。他方、ごくわずかの研究者しか研究していなかった一つの臓器、その大部分が脂質、60%が脂質である脳に着目した。

アフリカでは、多くの野生動物をクローフォードは食べてきた。そして動物の脳とその体の大きさとの関係に興味を抱いた。彼は、小さな脳をもつウシカモシカやエランドのような大型動物やジャッカルのような比較的大きな脳をもつ小型動物を観察し、この脳と体の大きさの不釣り合いの理由を不思議に思っていた。英国に戻り、彼はこの疑問に対して、まずアフリカの野生動物の体脂肪酸組成を調べるという遠まわりのアプローチを行った。動物はウガンダの猟鳥獣保護省から入手した。クローフォードはこれらの野生動物の脂肪酸組成とカナダ、ノヴァ・スコシア州のロバート・アックマンから手に入れた家畜動物やタラ肝油の脂肪酸組成を比較した。クローフォードは、野生動物組織の脂肪酸組成は家畜動物組織に比べ、はるかに飽和脂肪酸が少ないということを知った。それは野生動物と家畜動物の肉を扱ったことのある人なら誰もがすでに知っている事実の背後にある化学であった。つまり、野生動物の脂肪は家畜動物の脂肪より軟らかく、より固形の脂肪が少ないということである。

これら初期の実験がなされた時点では、動物性脂肪はしばしば、心臓病の元凶と言われていた。しかし、クローフォードは、動物の脂肪酸組成は食べる餌によって劇的に変化することに気がつき、大きな議論の的となった主張をニュー・サイエンティスト誌（New Scientist）の1968年の論説「私たちが飼育している家畜牛が私たちを殺そうとしているのか？」で展開した。すなわち、家畜として飼育された牛の総脂肪量は野生牛よりかなり高く（これは2005年の方が1968年より、さらによく当てはまるように思われる）、そして、多価不飽和脂肪酸比率は、家畜牛の2%に対し野生牛は約30%と、家畜牛では、対応する野生牛に比べはるかに少ないと、この論説で報告した。

1968年クローフォードは、ロンドン動物学学会のシンポジウムを企画・運営する責任者にも任命された。そして、ヒュー・シンクレアを栄養とアテローム性動脈硬化症に関する演者として招待した。彼も、ダイアバーグやバングと同様、シンクレアが好事家という評判を知らなかった。しかし、ランセット誌

のシンクレアの論説を読んでいたので、心臓病が慢性的な食事中の必須脂肪酸欠乏によって起こるという彼の考えに強く印象づけられた（必須脂肪酸に関して言えば、ご記憶のように、シンクレアはオメガ-6系とオメガ-3系脂肪酸の両方の系列の脂肪酸を意味していた）。

　クローフォードは動物の脂肪酸組成の比較研究を続けていたので、シンクレアのこの考えを採択した。しかし、種々の哺乳動物の脳を構成する脂肪酸組成を調べ始めるやいなや、関心はオメガ-3系脂肪酸に移った。なぜなら、彼は体の脂肪酸組成から脳の脂肪酸組成に研究の方向を転換した時、何か大変変わった現象を発見したからである。ほとんどの組織や器官の脂肪酸組成は種やその種の食べ物によって変わるが、特別な臓器である脳の脂肪酸組成は変わらなかった。クローフォードが調べた44種類のどの哺乳動物（フルーツ食のコウモリからヒョウまですべて）も、たとえ何を食べていようと、たとえ脳の容積が大きかろうと小さかろうと、脳の脂肪酸の1/10より少し多くを占める脂肪酸は、体のいたるところに存在するオメガ-6系脂肪酸のアラキドン酸で、脳の脂肪酸の約1/4を占める脂肪酸は、脳と神経系組織に高濃度に存在するオメガ-3系脂肪酸のDHAであった。エイコサペンタエン酸は脳にも存在したが、そのレベルはきわめて低かった。

　クローフォードは、この注目すべき発見をDHAが脳発達の「律速段階」であると仮定し、DHAの分解または合成能力の関数が、その動物の脳容積を支配するのであろうと説明した。近い将来、彼はこの説明を発展させ理論化し著書として出版し、人類は一般的に受け入れられている開けたサバンナで進化したのではなく、DHAが豊富な魚介類を容易に手に入れられたアフリカ海岸や沿岸部で進化したという仮説を提案することになろう[*]。

　クローフォードの人類進化学説の真偽はともかく（この説は、サバンナに人類起源があったと考える考古学的事実やDHAが地球上で最も大量に存在するアルファ-リノレン酸から合成されるという事実などいくつかの理由から、あ

---

[*]　現在、アフリカ沿岸部で遺跡もみつかっているのでクローフォードの仮説も正しい可能性がある（訳者注）。

りえないように思われる）、クローフォードの研究は、脳における DHA の存在とこの長鎖高度不飽和脂肪酸に対する脳の明らかな選択性に、科学的関心を向けたという点で疑いのない成果をもたらした。米国ベイラー医科大学の生化学者ロバート・アンダーソン（Robert Anderson）は、DHA が網膜の桿体細胞の細胞膜に組み込まれて存在することを発見し、DHA が哺乳動物の眼の重要な成分であることをすでに特定していた。クローフォードの研究はこのアンダーソンの発見のより大きな枠組み、すなわち DHA がすべての脳と神経組織に存在するという枠組みを確立した。

　当初、研究者らは炭素 20 個のアラキドン酸やエイコサペンタエン酸がプロスタグランディンに変換されるのと同様に、DHA も生物学的に活性のある物質に変換され、脳にとって重要な成分になると推測していた。DHA の代謝産物をみつけるために多くの時間と努力が費やされ、いくつかの代謝産物も発見されたが、プロスタグランディンのような効力のある代謝産物は何も発見されなかった。研究者らは、DHA はその代謝産物を通して効力を発揮せず、脳や興奮性神経組織に他の理由で凝縮されると最終的に結論づけた。それらの理由は細胞膜における DHA の性質（流動性など）と関連がある。

　このように、オメガ-3 系脂肪酸研究は二つの物語の筋立てに分けられた。第一の筋立ては、プロスタグランディンで、アラキドン酸やエイコサペンタエン酸が優勢な位置を占める。第二の筋立ては、生体膜で DHA が優勢な位置を占める。最も強力なプロスタグランディンの多くが 1970 年代から知られてきている（現在ではエイコサノイドと呼ばれているプロスタグランディンは、毎年新たな化学物質が発見されている）が、DHA はつい先頃その秘密のベールを脱ぎ始めた。今のところ、生体膜（すべての生体膜の中でも、特に興奮性神経細胞の生体膜）内の DHA の強力で微妙な影響は、料理人が台所で脂肪について学ぶことができる範囲をはるかに越え、脂肪の酸敗速度や融点をはるかに越える特性であると言うにとどめておく。

　クローフォードは、この間もいろいろな種類の動物の脂肪酸組成の比較を続けていた。たとえば、草食動物と肉食動物との比較や草食動物の種々の品種間での比較であった。ところがその頃、私生活でのある出来事により、乳幼児

栄養という思いがけない研究領域へと導かれた。クローフォード夫妻は（第三番目の子供として）、3か月の乳児を養子に迎えた。クローフォードは、どの乳児用調製粉乳を選んでも、この赤ちゃんに必要な栄養素をすべて与えることができるかを確かめたかった。彼はとりわけ脂質を心配した。なぜなら母乳や乳児用調製粉乳では、脂質が利用可能エネルギーの約半分以上を占めているからである。そのため、ガスクロマトグラフ装置を使い、英国でその当時、市販されていた乳児用調製粉乳の脂肪酸組成を分析した。その分析で、クローフォードは、最も高度な不飽和脂肪酸である、エイコサペンタエン酸やアラキドン酸そしてDHAが、すべての乳児用調製粉乳に欠けていることを見いだした。もちろん、クローフォードは同じ方法で、これらの脂肪酸が人母乳中に存在していることを見いだしていた。興味深いことに、これらの不飽和脂肪酸は母親の血液細胞よりも母乳中にはるかに多量に存在していた。このことは、これらの不飽和脂肪酸が生後の乳児の成長を促進するため、何らかの機構により、母乳に濃縮されることを示唆している。

　振り返ってみると、1970年代の乳児用調製粉乳にこれらの不飽和脂肪酸が含まれていないことはまったく驚くにあたらない。なぜなら、これらの粉乳には種子の油が使われており、ほとんどの植物は、より高度で、より不飽和度の高い脂肪酸[注4]を作ることができないからである。DHAやアラキドン酸が高濃度、脳に存在するという自らのデータを考慮すると、クローフォードにとって、それはとても気がかりなことであった。さらに困惑させられたことは、クローフォードが調べた調製粉乳はリノール酸レベルが高く、アルファ・リノレン酸レベルがほとんど認められなかったことである。もし乳児がこれらの初発となる親脂肪酸を非常に効率よく鎖長伸長し不飽和化することができれば（乳児は効率よくできない）、アラキドン酸は十分に得ることができるかもしれないが、DHAは依然として欠乏したままであろう。

注4）　植物は進化の過程で、乾燥した陸に上陸した時、脂肪酸の鎖長伸長と、より不飽和度の高い脂肪酸を合成する能力を失ったと考えられる。植物が柄や茎や幹を形成することになった、その際、植物は柔軟性を喪失して、より堅固な構造に進化的な優位を得てきたものと考えられる。

　アルファ・リノレン酸だけでなくDHAも、乳児やすべての年齢層の人の必須脂肪酸であるという認識がなかったので、この欠乏を問題として認識していた両親や小児科医あるいは研究者はまだほとんどいなかった。しかし、クローフォードは、養子の子どもの乳児用調製粉乳に肉屋から買った脳を補足し与え始めた。彼は脳が伝統的な離乳食であることを知っていた。「もちろん、これは狂牛病が知られる以前の出来事であった」と彼は説明している。

　クローフォードは、若いノドジロオマキザルを、トウモロコシ油のみを脂肪源とした餌で飼育してDHA欠乏動物をつくり、その猿に何が起こるかも調べ始めた。トウモロコシ油はリノール酸とアルファ・リノレン酸の比率が約50:1で、その当時では、すべての油の中で最も健康的な油としてもてはやされ、多くの乳幼児用調製粉乳の基礎成分になっていた。しかし、トウモロコシ油食で育てられたクローフォードの猿は皮膚炎になり、つぎはぎだらけの毛並になった。8匹のうち2匹には永続的な自咬行動がみられ、自分の性器や腹部を咬み切り、最終的には処分しなければならなかった。

　剖検時に、クローフォードは、これらの猿の組織中オメガ-3系脂肪酸が、アマニ油食で飼育された猿に比べ、きわめて少ないことを見いだした。「ノドジロオマキザルのアルファ・リノレン酸必要量を決定するためにはさらに多くの数の動物を使い、詳細な研究をする必要があるかもしれない。それはそれとして、これらの結果はアルファ・リノレン酸欠乏以外に、現時点ではいかなる理由もみつけることは難しい」と、クローフォードと共同研究者らは慎重に結論づけた。

　同時にクローフォードは、乳幼児用調製粉乳を変えるため、かなり長期化すると考えられる社会運動にも乗り出した。それは強力な食品企業の利益に立ち向かうことになるかもしれない社会運動であった。すでに述べたように、アルファ・リノレン酸は地球上で最も量の多い脂肪酸である。しかし、ほとんどの種子や種子油中のアルファ・リノレン酸含量は、リノール酸量に比べると非常に少なく、その値段はリノール酸よりも高いものになるからである。しかも、アルファ・リノレン酸は、オメガ-6系の従兄弟とでも言うべきリノール酸よりもはるかに酸化されやすく、食品製造者の悪夢とでも言うべき酸敗臭を

生じやすい。植物や他の生物では、ビタミンCやEなどの抗酸化物質で酸化を防ぐ。しかし、これらの抗酸化物質は、いかなる加工食品に添加しても高価になる。科学はこれまでオメガ-3系脂肪酸を人に必須な栄養素とは認識していなかった。それゆえ、乳幼児用調製粉乳製造会社は、自社がなぜこれらの追加費用と問題を引き受けなければならない責任があるのかと指摘した。

　人の母乳と乳幼児用調製粉乳の脂肪酸組成が明らかに違うことを、クローフォードが最初に気づいた1970年代初期では、誰も彼の話に聞く耳をもたなかった。さらに彼は、1977年に世界保健機関（WHO）が発表した報告書にも同様な配慮が欠如しており失望した。世界保健機関は、「推奨できる理想的な母乳代替品は、両系列の親脂肪酸と長鎖必須脂肪酸（量）およびエヌ-6系脂肪酸とエヌ-3系脂肪酸とのバランス（比率）に関して、栄養状態の良い母親から得られた母乳の必須脂肪酸に合わせるようにすべきであろう」と結論づけた。（このバランスは約5対1と報告されたが、この比率は食事によって変わる。アメリカ人の母親の母乳はこれよりも高く、魚を食べる日本人やエスキモー人の母親の母乳の比率はこれより低い）。

　「最も優れた国際的な科学者の頭脳から生まれ、最も厳しい審査を通過して採択されたこの報告書は、これらの栄養素を母乳から受け取れなかった人工栄養の乳幼児の状況をきっと変えるに違いないと、私たちは皆考えていた」とクローフォードは回顧した。「しかし、乳児用調製粉乳製造会社は現状維持のために激しく抵抗した。製造会社は、調製粉乳から牛乳の脂肪を除去し、替わりに植物油を入れ、リノール酸を含む、『母乳化した』調整粉乳を製造し、すでに乳児にサービスを提供してきたと考えていた」。

　1980年代に入ると、調製粉乳製造会社は徐々に、自社製品にさらに多くのアルファ-リノレン酸を添加し始めた。80年代の終わりには、ドイツ、ハンブルクのミルパ社は、世界で最初にDHAとアラキドン酸を補足した乳幼児用調製粉乳を製造した。また、乳児に初発／親脂肪酸（リノール酸やアルファ-リノレン酸）の鎖長伸長酵素と不飽和化酵素は確かに存在するが、これらの酵素活性は非常に低いことが明らかとなった。そのため、これらの脂肪酸を補足していない調製粉乳を飲んでいる乳児の血中アラキドン酸やDHA濃度は、母

乳を飲んでいる乳児に比べ、常に極端に低いことが明らかとなった。

　世界中のほとんどのあらゆる国々で補足された調製粉乳が購入できるようになった後、米国では 2002 年になって初めて、1 つの補足された調製粉乳が売り出された。その粉乳が発売されるまでに、DHA が 1 歳幼児の知能発達指数で 7 点差や視力検査表において 1 行差を含む、幼児の鋭敏な視力と知能の発達に重大な差をもたらす可能性を示す多くの研究結果が、米国および英国両国の研究室から発表されていた。

　補足された調製粉乳は米国ではまだ選択肢の一つに過ぎなかった。親たちが補足調製粉乳を求めるためには十分な教育を受けねばならず、それを買うためには十分な経済力がなければならなかった。ニューヨークのある食料品店での 2004 年後半のシミラック社製調製粉乳 1kg 缶の価格は、DHA とアラキドン酸補足調製粉乳の方が、補足されていないものより約 700 円（5.99 ドル）高かった。380g 缶のネッスル社製調製粉乳は補足品が約 1,400 円（11.99 ドル）で、非補足品は約 700 円（5.99 ドル）であった。しかしそれらは、選択肢の一つで 3 年前には存在すらしていなかった。それらの発売までに、クローフォードが調製粉乳に母乳中の DHA やアラキドン酸が欠けているという重要な違いを最初に発見してから、約 30 年が経過していた。調製粉乳製造会社側のあらゆる対応の遅れにより、どれだけ多くの知力と視力が失われたのかは誰にもわからない。しかし、クローフォード本人は機会あるごとに調製粉乳を変えるよう強く求めた。彼は米国食品医薬品局（FDA）で証言するために米国に飛んだ。多くの人達が話してくれたように、1980 年代から 1990 年代にかけて、クローフォードは学会の度に立ちあがり、「なぜ DHA を乳幼児用調製粉乳に入れるべきかに、満足すべき科学的根拠を示すのはもはや学会の責任ではない。なぜそれを入れないかに、満足すべき理由を示すのは乳幼児用調製粉乳製造会社の責任である」と主張した。

第 **9** 章

…そしてオメガ-3系脂肪酸は生体膜の中に

十分に食べなさい。そうすれば食事はあなたを賢くする。

ジョン・リリー（John Lyly, イングランドの小説家・劇作家,（1589））

　マイケル・クローフォードと同様、ウイリアム・ランズも食事を変えるよう提唱していた。それは、ほとんどの科学者が、オメガ-3系脂肪酸が何であるかを知るはるか以前であり、ワシントン D.C. で開催された会議で、あらゆる参加者が米国の食料供給にどこか非常におかしなところがあるという認識を持って散会した 1985 年よりかなり以前の出来事であった。ランズがこの考えに到達したのは、クローフォードのような脳研究の理解からではなく、すべての細胞や各細胞内にある細胞小器官の周囲を取り囲む薄い被膜である生体膜とその基本的な構成成分であるリン脂質の研究に通じていたからであった。

　ランズが研究生活を始めた 1950 年代に知られていたように、リン脂質は、生体膜の層構造を自発的に形成する。リン脂質は、極性の頭部をもち、マイナスに荷電したリン酸基を有する。リン酸基は外側にあり、細胞外と細胞内の両方の水性環境に接する。そして 2 つの脂肪酸の尾部を中心に埋める。そこで二つの尾部は、すべての他の脂肪酸の尾部をぴったり合わせ脂肪の二重層を形成して一列に並び、水と他の極性をもつ物質の障壁を形成する。

　しかし、この障壁は、単なる壁ではない。細胞が外界との物質の出入りの大半を行う窓にもなる。イオンはこの窓を通して輸送される。酵素は、この窓の中を、時に迅速に動き回ることができなければならない。生体膜は、それを貫通し、そしてその中を巧みに動き、さまざまなタンパク質が漂っているきわめて活発な場所である。生体膜は少なくともすべてを飽和脂肪酸だけでは作るこ

とができない。飽和脂肪酸は体温では固体であるので流動性がない。飽和脂肪酸だけで作られると、生体膜の活動のすべてが妨げられてしまう。リン脂質の2つの尾の1つは常に不飽和脂肪酸で、他の1つは通常、飽和脂肪酸である。50対50の比率は、ほとんどの生体膜に、粘度の低いエンジンオイルのような、適正な柔軟性や流動性を与えるように思われる。(脳や眼にある多くのリン脂質は尾部に2つの不飽和脂肪酸をもつので、その潤滑性は一層滑らかになる)。

　ここまでは、1950年代に知られていたことである。しかし、ランズはミシガン大学の若き研究者だったので、この比率(50対50)がいかに達成されるかに疑問をもっていた。酵素はいかにして脂肪酸の飽和か不飽和かを「見分け」、どのようにしてリン脂質を組み立てるのであろうか。ランズはリン脂質を組み立てる酵素(アシルトランスフェラーゼ)を1960年代前半に発見し、それらの酵素の基質選択性を研究し始めた。そして、不飽和脂肪酸鎖をグリセロール-3-リン酸に結びつける酵素は、少なくとも20個の炭素と3つの二重結合をもつ脂肪酸には強い選択性を示すが、高度不飽和脂肪酸の系列に対しては選択性を示さないことをランズは発見した。(現在、脂肪の実業界ではHUFA(highly unsaturated fatty acids；高度不飽和脂肪酸)として知られている。多価不飽和脂肪酸またはPUFAの極上の等級に入る)。

　少なくとも脂肪酸鎖が20個の炭素と3つの二重結合を有していれば、その酵素は、オメガ-3系HUFA(DHAまたはエイコサペンタエン酸)の一つと同様、オメガ-6系HUFA(アラキドン酸または、その直前の前駆体であるジホモ-ガンマ-リノレン酸)の1つとも、同程度にうまく結合する。その酵素がミード酸を見つけたとしても、オメガ-9系HUFAのミード酸とさえもうまく結びつく(ミード酸は動物の生体内で最初から合成することのできる唯一のHUFAである)が、それは必須脂肪酸欠乏の場合にのみ合成される。

　ランズは、この選択性つまり基質選択性の欠如ゆえに、アシルトランスフェラーゼは、ラルフ・ホールマンが当時研究していた酵素とはその特性に大きな違いがあると気づいた。なぜなら、ホールマンの不飽和化酵素と鎖長伸長酵素は、代謝経路のどの段階においても明確なオメガ-3系脂肪酸に対す

る選択性を示したからである。ところが、生体膜に組み入れられる脂肪酸については、生体はほんのわずかな制約しか及ぼさないことを意味していた。その当時、ランズは自分のこの観察が栄養学的に重要な意味をもつとは考えていなかった（それは広く流布している脂肪を、コレステロールを下げる健康的な不飽和脂肪酸と、コレステロールを上げる不健康な飽和脂肪酸などに分けるという定説によく適合することとは別であった）。ランズは、第2の酵素群も同じような特性を示すことを知り、少し遅れて非専門分野である栄養学領域への進出を果たした。

　1965年にプロスタグランディンがアラキドン酸や他の20個の炭素をもつ脂肪酸から合成されると知った時、ランズは生体がこれらの脂肪酸がどこから供給されるかについて、ある大変よいアイデアがひらめいた。ランズによると「それらはただ自由に浮き漂っている脂肪酸から合成されるのではなく、生体膜のリン脂質に組み入れられた脂肪酸から合成される」と考えた。そのためランズは、ベンクト・サムエルソンに、もし生体が新しく発見されたプロスタグランディンを多量に合成する場合には、アラキドン酸は生体膜のリン脂質から供給されるだろうと予測した。サムエルソンは、師事したスネ・ベリストロームとジョン・ベインとノーベル生理学・医学賞を共同受賞した人物である。

　この予測が、ストックホルムでの1967年のサバティカル休暇につながり、ランズの直感を迅速に実証するホスホリパーゼの発見につながった。この酵素は、脂肪酸がプロスタグランディンに変換される前に、生体膜中のリン脂質から脂肪酸を切り出す際の反応を触媒する。ランズはその年の終わりに米国に戻ったが、カロリンスカ研究所の科学者がこの研究を追試するかどうかを見届けるため、礼儀上1年から2年間この研究の開始を待った。しかし、ストックホルムの研究者らはどのような過程を経てプロスタグランディンが合成されるかには興味がなく、生成物そのものにしか興味がないことがわかったので、ランズはそれらの酵素研究を再開した。

　ランズによると、それらの酵素反応の反応速度や補酵素は「あたかも発見されるのを待っているかのようであった」。1971年から1972年までの間に、毎月1つの発見をした。エイコサペンタエン酸のプロスタグランディンに起因

する炎症反応抑制効果なども、その発見の一つであった（それは、ダイアーベルグとバングとベインが後に示すことになる効果と同程度にトロンボキサンによって引き起こされる血小板凝集反応を抑制した）。当初、ランズはエイコサペンタエン酸が、アラキドン酸を強力な炎症反応の媒介物質に変換する反応の阻害剤かもしれないという仮説を立てていた。その反応は、現在ではCOX酵素により触媒されることが知られている。ランズは後に、エイコサペンタエン酸は阻害剤、つまり、その反応を阻害する物質というより、むしろ基質、すなわち、その反応に使用される物質であることを突きとめた。しかし、その基質は反応を少なくとも5倍遅らせたので、炎症反応はほとんど無視できる程度に抑えられた。

　ランズが最近（2000年当時）の総説に書いているとおり、「自分の仕事を予防医学へ向け、戻ることのできない方向転換」を起こさせたもう一つの発見は、新たに発見した酵素、ホスホリパーゼの基質選択性である。生体膜中のリン脂質から脂肪酸を切り出す際に働く、この酵素も脂肪酸系列に対する選択性を示さなかった。脂肪酸の鎖長が20個以上であれば、それが炎症性の強いアラキドン酸であろうと、わずかに炎症性の弱いジホモ‐ガンマ‐リノレン酸（もう一つ別の鎖長20個のオメガ-6系脂肪酸）であろうと、穏やかな媒介物質を生成するエイコサペンタエン酸であろうと関係なかった。ホスホリパーゼは、生体が必須脂肪酸欠乏時につくる炭素20個のオメガ-9系脂肪酸でさえも同様に切り出すであろう。ランズによると「アシルトランスフェラーゼのようにこれらの酵素は基質を選択するのではなく、むしろ基質を特定せずふしだらである」、「これらの酵素は、往年のロジャーズとハマースタインの歌の中の男達のようにふるまう。つまり、『好きな女性に手が届かない時は、近くの女性で間に合わす』」※)。

　ランズが1970年代に最初にその酵素の乱雑で、広範な性質を記述していた時、この基質認識などのゆるい特性こそが、何か大変重要な意味があるという考えが彼の頭にひらめいた。すなわち、食べる脂肪の種類を変えれば、体内の

※)　教育的観点から言うと、伊勢神宮は遠いので香取神社で間に合わそう。（訳者注）

プロスタグランディン信号の種類を変えることが可能になる。人はアラキドン酸がつくる「危険な信号」とエイコサペンタエン酸がつくる「ほとんど刺激のない信号」との間のバランスを、簡単な食事選択、つまり料理に使う油の種類の選択や注文する料理を魚にするか肉にするかで変えることができる。

　ランズが、おそらくこうした調整の最初に気づいた人だったので、そのような調整は、次々に特定の疾患を発症する傾向を変える可能性があった。最初、ランズはリウマチ性関節炎型疾患についてのみ考えていた。なぜなら、スネ・ベリストロームが最初に同定したプロスタグランディンは炎症反応において役割を果たしていたからである。その後、トロンボキサンの発見に伴い、1975年にランズは、血液凝固の最初の段階である血小板の凝集傾向を変え、心臓病を予防する食事の可能性に気がついた。食事はアスピリンの必要服薬量を減らせることがわかった。なぜなら、アスピリンの唯一の作用は、ジョン・ベインが発見したように、これらの20個の炭素の脂肪酸からシグナルをつくるサイクロオキシゲナーゼ（COX酵素）の不活化だからである。アスピリンは心臓専門医の診療用黒カバンにある（現代のスタチンよりもさらに良い）最も効果的な医薬品である。アスピリンは男性の心臓病死亡率を半分以上も下げる。しかし、それは胃潰瘍や腎臓病など多くの有害な副作用を示すことがあるが、単なる食事の変化ではそのような副作用は絶対に起こらない。これらの副作用はアスピリンのプロスタグランディン合成阻害作用に臓器特異性がないことに起因する。なぜなら、アスピリンは標的臓器だけでなくそれ以外の臓器のプロスタグランディン合成も阻害してしまうからである。

　食事もアスピリンやアスピリン様薬物と同じ効果を示すことが可能である。しかも薬を買う費用も不要で、有害な副作用もみられない。ランズは、このことを1970年代から広く世間に訴え続けてきた。なぜ、世間の人びとが聴く耳をもたないのかというのは良い質問である。これは、おそらく食品会社や製薬会社側の抵抗と同じくらい、ランズの助言の背後にある科学の複雑さに関係するのかもしれない。

　1970年代に製薬会社は、プロスタグランディン合成の制御に強い関心を示していた。そのためランズは度々、顧問になるよう要請された。ランズは抗炎

症作用のある物質をスクリーニングする新しい方法を考案するとともに、別の抗炎症性薬剤（例えばアセトアミノフェンやイブプロフェン）が、アスピリンの作用とは異なる機序で、いかにプロスタグランディン合成に影響を与えるのかを決定した。彼はいつも、製薬会社に対して栄養もプロスタグランディンの有効性を調節するだろうと話していた。しかし、製薬会社の答えはいつも同じであった。「栄養でお金は稼げない」。ランズはウィーンの旅行中にジョン・ベインに会った時、栄養に関する同じ質問をこの高名な薬理学者に対してぶつけた。ベインは次のように答えた「なるほど。しかし、私たちは栄養では特許はとれない」。ランズは彼がこう返事したのを忘れない。

　食品会社、たとえば、プロクター・アンド・ギャンブル社（Procter and Gamble）やクラフト社（Kraft）やキャンベルスープ社（Gampbell Soup）もランズの研究を知りたいと、彼を講演に招待した。ランズによると、「しかし、食品会社は自分達が消費者に有害な食べ物を売っているかもしれないという考えとは関わりを持ちたくなかった」と言う。「ビル、私たちは消費者が求める食べ物を売っているので、消費者に何を食べるべきかを言えない。もし、消費者に別のバランスの食べ物にすべきであると納得させてくれるなら、私たちはそのバランスに変えるであろう」と一人の取締役が説明してくれたことをランズは覚えている。

　そのためランズは、ますます論争を巻き起こすような題名の論説（たとえば、「どうか、私に、早く死んでしまえと言わないでください（私を悲しませないでください）」や「いくつかの薬が食事で予防できる疾患に処方されている」を発表したり、食事選択について消費者に教えようと試みた対話形式のウェブサイトを作成したりして、過去30年間の多くを過ごしてきた。ランズはより粗暴になり、より気難しくなり、そして年々、より短気になった。彼によると、自分の警告は、トランス脂肪酸やコレステロールの警告ほど、どういう訳か大衆の心を強く掴めなかったと言う。

　ランズによると「その組織（社会）が問題である。私たちは食事を変えても、薬で1年間に何千億円を費やしても、オメガ-6シグナルを抑制することができる。オメガ-6シグナルの抑制は、アスピリン、イブプロフェン、アセ

トアミノフェンや新規の COX-2 阻害剤であるセレブレックス、バィオックスやベクストラが示す作用である」。「これらの非ステロイド系抗炎症剤の服用が必要な症状は、心臓病、脳卒中、リウマチ性関節炎、喘息^{せんそく}、月経困難症、頭痛や癌転移などさまざまであるが、これらは過剰なオメガ-6 シグナルを有する症状である」とつけ加えた。

　ランズが決してあきらめることなく行っているもう一つの事柄は、アメリカ人が最も憂慮している血清コレステロールに関することである。血清コレステロールは心臓病や心臓死に関連する危険因子に過ぎないと、ランズは断固主張する。それは将来誰が心臓疾患を発症するかについてある程度、予測を可能にするかも知れないが、実際にこれらの症状を引き起こしたことは一度も示されていない（2005 年に炎症の危険因子として大いに世間で評判になった C-反応性タンパク質についても、ほぼ同じことが言える）。

　ランズによると、「私たちは最も科学に当惑させられる一つの時代、まるで科学の暗黒時代の時代を生きているようである」。「血清コレステロールが人を殺すことができる妥当な機序は知らないが、私たちはあらゆる時間とお金をこの攻撃目標に費やしている。それに反して私たちは、トロンボキサンが人を殺すことができるメカニズムを 1975 年以来知っている」。

第10章
オメガ-3系脂肪酸はどこへ行った？

アブラナ科の植物をよく食べなさい。

ジョン・グランジ（John Grange, 1577）

　オメガ-3系脂肪酸研究に携わった多くの科学者にとっての転換点は1985年にあった。その年は、ワシントンD.C.で開催された国際会議に世界中の科学者が参集し、魚類や魚介類を食べる人びとに相当量存在する2つの脂肪酸（エイコサペンタエン酸とDHA）がヒトの健康状態に特別な恩恵をもたらす事実を発表し、その主張の妥当性を検討した年であった。

　米国国立漁業研究所（The National Fisheries Institute）や、さらに米国商務省（Department of Commerce）と米国国立衛生研究所もその会議を後援した。その会議の目標は、魚介類と魚油の消費を促進することであり、その目標は達成された。しかしその会議は、食料供給全般と日常の食品中にオメガ-3系脂肪酸の最も効果的な競合阻害作用のあるオメガ-6系脂肪酸量について、その学会が意図していない課題をもほり起こす結果となった。

　DHA生合成の全代謝経路を明らかにした生化学者、ハワード・スプレッチャーは、「この会議はいままで参加した中で最も刺激的なものの一つであった。私たちは栄養学的な手段を通じて細胞の働きを変えられるかもしれない道筋をみつけた」と述べている。

　「生体膜と膜挙動（二重膜状態）にそのような顕著な変化を示した、アメリカ人、日本人、ドイツ人そしてデンマーク人集団のスライドがあった」とアルテミス・シモポウロス（Artemis Simopoulos）は思い起こす。彼女は医師でその会議の会頭を務め、その後、米国国立衛生研究所で栄養調整委員会の委員

長を務めた。そして、「食物中のオメガ-6 系脂肪酸量が多過ぎるという考えが浮かび上がった」。

　ウイリアム・ランズも、ヨーン・ダイアバーグやアレキサンダー・リーフ（Alexander Leaf）もその会議に出席していた。アレキサンダー・リーフはマサチューセッツ総合病院の病院長職にあったが、すべての時間をオメガ-3 系脂肪酸研究に費やすため、近々その職を辞するという。米国国立衛生研究所の神経生物学者で DHA 欠乏にともなう行動変化について研究しているノルマン・セーレム（Norman Salem）も、そしてオレゴン大学（後に、オレゴン健康科学大学）で魚介類と魚油の血液脂質への有益な効果について 1970 年代から研究を続けてきたウィリアム・コナーもその会議に出席していた。

　その会議の参加者全員が魚介類を食べることは健康に良いという確信をもつに到った集会となった。なぜなら、魚介類は豊富なエイコサペンタエン酸や DHA に恵まれているからである。しかし会議参加者は、オメガ-3 系脂肪酸が乏しい食べ物に関連した疾患を予防するためには、魚介類を食べるだけでは不十分かもしれないという見解をもって会議を離れた。問題は、欧米の人々の生体内組織にはオメガ-3 系脂肪酸と競合するオメガ-6 系脂肪酸があふれていることであった。

　ランズが指摘しているように「人は、生体組織中のオメガ-6 系脂肪酸量が大きく異なっていても、見かけ上は健康そうに歩きまわる。しかし、長期にわたる心臓疾患への影響は甚大となる。米国のように高度不飽和脂肪酸の 78% をオメガ-6 系脂肪酸が占めることもあれば、イタリアやギリシャなどの地中海諸国のように 58% を占めることもある。あるいは日本のように 47% を占めることもある。それに対し、心臓病による死亡率、10 万人当りの死亡者数はオメガ-6 系脂肪酸の比率が増加するに伴い、日本の 50 から地中海諸国の 90、米国の 200 へと直線的に上昇する」。

　それらのオメガ-6 系脂肪酸はどこに由来するのであろうか。その答の大部分は、限られた数の食品ではあったが、脂肪酸組成を掲載した成分表という形で 1985 年の会議開催当時でも入手可能であった。それらの成分表には、トウモロコシや大豆にはオメガ-6 系脂肪酸がオメガ-3 系脂肪酸よりかなり多いこ

とが示されていた。それらの食材は、多くの加工食品やほとんどの農業従事者が選ぶ飼料の主な原材料である。その成分表には、ほとんどの植物油にもオメガ-6系脂肪酸がかなり多く含まれていることが示されていた。そして、大豆のような未加工の植物油から部分水素添加法によりマーガリンがつくられる時、オメガ-6系脂肪酸が著しく増加すると同時に、オメガ-3系脂肪酸が失われることも示されていた。

　水素添加法は、植物油脂肪酸鎖のすべての二重結合を取り除き、植物油を固形の脂肪に変えるために、19世紀の終わり頃に発明された技術である。この方法により得られた油脂は、酸敗臭による風味の劣化が改善され、調理に使用できる期間が延び、バターやラードの安価な代用品として供給される。部分的水素添加法はその名前が意味するように、植物油の二重結合をほんの一部だけ減らす方法である。その結果、完全水素添加法に比べいくぶん軟らかく、より飽和度の低い製品ができる。

　リノール酸もアルファ・リノレン酸も完全水素添加の過程で失われる。しかし、部分的水素添加法では、より多くのアルファ・リノレン酸が失われる。なぜなら、アルファ・リノレン酸の方が、酸化や水素添加の影響を受けやすいからである。この部分的水素添加法が植物油を加工食品油に変換する標準法として米国で採用された時、この二重結合の部分的削除がアルファ・リノレン酸を犠牲にして行われていることに誰も関心を示さなかった。なぜなら、アルファ・リノレン酸が人の健康にとって必須であるとは誰も気づいていなかったからである。これが問題だと認識されるまでに、食品産業界は現状を維持する上で多くの危機に瀕していた。

　もし著者と同様に、読者もこれら企業の役員と話をすれば、彼らは「植物油や料理用油はこれまで一度もオメガ-3系脂肪酸の重要な供給源であったことはない。したがって、ほとんどの植物油にはわずかのオメガ-3系脂肪酸しか存在しないし、たとえオメガ-3系脂肪酸が部分的水素添加の過程や選択的な品種改良過程で除去されたとしても、それは重要なことではない」と話すだろう。企業の広報担当によると、私たちがしなければならないことは、もっと多くの魚介類を食べることである。植物油がオメガ-3系脂肪酸の重要な供給源

であったことは、これまで一度もなかったのは事実であるが、工業技術が発展し、種子から最後の油の 1 滴まで搾り取ることが可能になった 20 世紀以前には、これほど多くのオメガ-6 系脂肪酸が食物中に存在したことはこれまで一度もなかった。この苦境から抜け出るためには、もっと多くの魚介類を食べるべきであるとの企業側の提案は、根底にあるこれら脂肪酸間の競合を無視している。

　しかし、「あらゆるオメガ-6 系脂肪酸はいったいどこからきたのか、そして競合するオメガ-3 系脂肪酸はどこに消えてしまったか」という疑問に対する完全な答えは、その会議の翌年に、食料供給の動向に関する研究や、異なる方法で生産されたさまざまな食品（たとえば、放し飼いで育てられた動物、あるいは、飼養場で飼育された家畜動物）の、より徹底したオメガ-6 系脂肪酸およびオメガ-3 系脂肪酸量の分析によって具体化された。これらの拡充された食品成分表と食料調査は 1985 年の会議参加者が疑い始めた問題に明らかな解答を示した。シモポウロスは、「私たちの食べ物はたいへん狂っている」「私たちの農業や食品加工技術の多くは、オメガ-3 系脂肪酸を犠牲にして、私たちの食事と生体組織にオメガ-6 系脂肪酸を取り込むことを推進している」とはっきり言う。

　米国農務省は供給食料におけるいくつかの（すべてではないが）脂肪酸について 1909 年からこれまでの経過を追い続けてきた。その記録によると、一人当たりのリノール酸の摂取量は着実に増え続けてきた。リノール酸はオメガ-6 系脂肪酸の初発となる親脂肪酸で、その摂取量は、1909 ～ 1913 年では 1 日当たり約 7g であったが、1985 年には 25g 以上、大匙約 2 杯に増加した。このリノール酸摂取量増加の要因は、血清コレステロールレベルについて懸念をもつ消費者が多価不飽和脂肪酸摂取量を増やそうという助言に応えたためと思われる。1960 年代に、多価不飽和植物油は、すべての植物油のように、コレステロールを含まないだけでなく、血清コレステロールも低下させると広く認められて以来、植物油を主材料にしたサラダ油や調理用油の使用量は 4 倍に増加している。また、リノール酸は加工食品中の主要な多価不飽和脂肪酸なので、リノール酸の摂取増加の一部は、米国での食生活における加工食品の利用増加

によるものと思われる。

　「加工食品とアルファ - リノレン酸は相容れない存在である」とフリト - レイ（Frito-Lay）社のボブ・ブラウン（Bob Brown）は電話での取材で述べた。また「品質保持期間の短い食品中にも、ある程度の量のアルファ - リノレン酸に耐えられるものもある。しかし、アルファ - リノレン酸はリノール酸よりも 10 倍不安定なので、アルファ - リノレン酸は加工食品には使用できない」、「どの加工食品でも相当量のアルファ - リノレン酸が含まれていれば、安定性に問題を生ずる」と米国農務省勤務の化学者ゲーリー・リスト（Gary List）も認めている。

　米国農務省はこれと同時期のアルファ - リノレン酸からのエネルギー摂取の追跡調査を行っていなかったが、飽和脂肪酸摂取量については行っていた。飽和脂肪酸の 1 人当たりの摂取量は、リノール酸を調査した年に、やはり増加していたが、それほど劇的な増加とは言えなかった（1909 ～ 1913 年では一人 1 日当たり 52g から、1985 年では約 58g に増加）。逆に総脂肪摂取量に対する飽和脂肪酸の比率は約 42％ から 34％ に低下した。キーズの脂肪仮説によると、これらの変化は結果として米国における心臓病発症率の有意な低下をもたらすはずであったが、その発症率は低下しなかった。この時期の心臓病について変化したことは、手術手技改善のためによる死亡率の有意な低下だけであった。

　一部の国、特にイスラエルでは、リノール酸摂取量の増加とともに心臓病の発症率と死亡率の両方が上昇した。イスラエルはどの国よりも多くのリノール酸を（1 人、1 日当り 30g 以上）、摂取している。これはイスラエルのパラドックスとして知られている動向であるが、それは一般の人びとと同じように、多価不飽和脂肪酸の有益性を信じ、オメガ-3 系脂肪酸とオメガ-6 系脂肪酸の区別をまったくしない人びとにだけはパラドックスと思われるのである。イスラエル人はアメリカ人に比べ、動物性脂肪、コレステロール、エネルギーの摂取量はやや少ないが、心臓病や肥満や糖尿病や多くの癌の発症率は同程度である。米国のフード・ピラミッドを基準にすれば、イスラエル人は理想的な食べ物を摂っているが、理想的な健康状態にはほど遠い。「イスラエルのユダ

ヤ人の事例は、高オメガ-6系多価不飽和脂肪酸食の影響に関する、集団を対象とした食事介入実験とみなしても差し支えない」とイスラエルのパラドックスに関する論文の著者らは結論している。ところが、こうした食事はつい最近まで広く推奨されていたと付け加えられている。

　食料供給の動向は非常に意味深いので、筆者はこの章でその話題にもどる。しかし、いかに食品が変わりつつあるかについての最も興味深い見方は、おそらく1985年の会議以降にアルテミス・シモポウロスにより主導された研究方針から生まれている。その会議開催当時に利用可能な食品成分表には、緑葉野菜の記載はほんのわずかしかなかった。しかし、ほうれん草、ニラ、ネギ、レタス、ケールやブロッコリーのそれらの数値は、シモポウロスにとって驚きであった。これらの緑色の葉物野菜は相当量の脂肪を含有しているようにみえた。種子、穀物または魚肉や鶏肉と同程度の脂肪量では勿論ないにしても、ほとんどの人びとがそれまで予測していた脂肪量よりはるかに多かった。しかも、緑色の葉物野菜に含まれている脂肪酸のほとんどが、オメガ-3系脂肪酸のアルファ‐リノレン酸である。

　シモポウロスによると、「あらゆる穀物はオメガ-6系脂肪酸が多く、あらゆる緑葉植物はオメガ-3系脂肪酸が豊富である」と言う。他ならぬこれと同じ認識から、1985年に彼女は、緑葉野菜の豊富な食べ物も、オメガ-3系脂肪酸の重要な供給源になるかもしれない、という仮説を導いた。シモポウロスはギリシャに生まれ、米国の大学と医学部で学んだが、母国で動物たちがどのように餌を食べていたかを思い出した。彼女は、山羊たちが丘をよじ登りやぶの若芽をいかに食べていたか、鶏たちがあちこちをほじくって、いかに昆虫や野生の緑葉を啄ばんでいたかを思い起こした。そして彼女は、それらの野生の緑葉が、心臓病の罹患率が非常に低いギリシャで食べられている卵や牛乳、チーズや肉の脂肪酸組成に違いをもたらすのではないかと思った。またギリシャ人は、オリーブ油摂取量の多い、魚介類摂取集団でもある。その食べ物の二つの特徴は、通常、心臓病の低発症率に対しては全面的に効果が認められているが、シモポウロスは緑葉野菜の役割について興味をもった。

　シモポウロスは、ギリシャや他の多くの国で、最もありふれた野生の緑葉

植物の一つである、スベリヒユ（滑莧）から分析を始めた。世界中のほとんど誰の眼にも雑草に見えるこのありふれた植物に、農作物であるほうれん草（約 0.4g/100g）の４倍のアルファ‐リノレン酸が含まれていることを知り、シモポウロスは驚いた。スベリヒユは、菜種（カノーラ菜種）やほうれん草や水生植物などオメガ-3系脂肪酸の多い他の緑葉植物と異なり、低温に適応した植物ではない。オメガ-3系脂肪酸の多い理由はその低温ではない。植物学者は、高レベルのオメガ-3系脂肪酸が、むしろ光による傷害を打ち消すように作用すると推測している。なぜなら、スベリヒユは強い太陽光の下で育つからである。（そう、先ほど、脂肪酸について他に何かを学んだばかりである。亜麻仁または亜麻仁種子は、アルファ‐リノレン酸含量が高く、暑い気候で育つ別のもう一つの植物である）。

　次に、シモポウロスはギリシャの卵を分析した。この卵はスベリヒユや昆虫をしっかり食べ、ごく少量のトウモロコシを餌にしたギリシャの鶏が産んだものである。この卵には、DHA やエイコサペンタエン酸など、すべてのオメガ-3系脂肪酸が極めて豊富で（1.78g/100g）、多くの種類の魚類と比べても同程度か、それ以上に豊富かもしれないとシモポウロスは知った。100g の養殖の大西洋鮭にはほぼ同量のオメガ-3系脂肪酸が含まれている。イワシにはもっと含まれているが、カタクチイワシはいくぶん少ない。それに対して、米国のスーパーマーケットで購入できる卵には、同系種鶏のギリシャの卵の1/10 しかオメガ-3系脂肪酸が含まれていなかった。米国の卵は工場のような鶏舎で主にトウモロコシで飼育された鶏から生産されたものであった。

　やがて、他の研究者らが放し飼いと穀物飼料飼育の牛、羊、豚およびこれらの動物から作られる乳やチーズに同様な脂肪酸パターンの違いを見いだすであろうし、植物学者らは、２つの人の必須脂肪酸の供給源となるアルファ‐リノレン酸とリノール酸の植物での果たす役割を明確にするであろう。アルファ‐リノレン酸は、植物が葉緑体の生体膜（チラコイド膜）で利用する脂肪酸である。その脂肪酸は葉緑体の光合成に必要な複雑な機構を取り囲み、植物が光量子を捕らえ、そのエネルギーを炭水化物に変換することを可能にする。

　リノール酸は、これに対して植物の貯蔵脂肪の一種である。そして必要に

応じ、植物にしか存在しない特別な不飽和化酵素によりアルファ‐リノレン酸に変換される。リノール酸は、最も高濃度に種子に存在し、植物ではアルファ‐リノレン酸の前駆体としての機能しかもっていない。リノール酸は、ご存知のように、オメガ-3 系脂肪酸の"いとこ"であるアルファ‐リノレン酸に比べ酸化されにくく、そのため発芽時に光合成が必要となる時まで、安全に貯蔵することができる。

　そして、シモポウロスには、欧米諸国の食生活におけるこれまでの変化で最も重要なものの一つが、欧米集団では、これまで以上に多量の種子および種子の脂肪を摂取し、以前よりさらに少量しか緑葉野菜と緑葉野菜の脂肪を摂取していないことによると思われた。そして、シモポウロスは、この変移は農業の始まりとともに生じてきたが、天然の牧草に代わって栽培された穀物が飼料として与えられはじめた時からだと気づいた。しかし、種子の油が食べ物の主要なエネルギー源になるとともに、アルファ‐リノレン酸が食品の保存期間を改善するために食品から削除されるに伴い、この変移は前世紀に大きく加速した。前者は種子から油を経済的により効率的に抽出する方法が開発されたことに起因し、後者はすでに述べたように、油の水素添加法や部分水素添加法、そして植物の選択的育種技術に起因していた。

　植物生物学者は、保存期間の改善と水素添加法にかかるコストの削減を目的として、アルファ‐リノレン酸の低い大豆の品種を 1980 年代以来選抜してきた。現在も彼らは、ナタネと類似した種類の植物を探している。ほうれん草のような植物についても、緑葉の損傷しやすさを抑えるために、知らぬ間に何世紀にわたりアルファ‐リノレン酸の低い品種が選抜されてきた。

　シモポウロスには、なぜ魚介類が人の健康にとても良いと言われるようになってきたかについても、次第に明らかになりつつあった。魚類は、陸上の動物に比べ、多量の DHA やエイコサペンタエン酸に恵まれている（そのため魚類はうす暗く、寒い水環境でも見ることや動き回ることが可能になる）だけでなく、人の食べ物の中で最後に残された数少ない天然の食べ物でもあるからである。ほとんどの魚類は天然の餌を食べている。それらの餌は、藻類、プランクトンや他の小さな魚類である。魚類は常にそれらを食べてきたし、それらに

は自然界に存在する緑葉中の脂肪酸で満ちている。植物性プランクトンは地球上で最大量を占める光合成装置であり、最大量のアルファ‐リノレン酸を提供する。（すでに述べたように、多くの藻類やプランクトンもDHAやエイコサペンタエン酸を合成する。そのため、それらを食べる魚類の栄養的な重要性が高められる）。

　養殖場で育てられる魚類は、天然魚に比べ、餌としてより多くの穀物をたべる。しかし、人間にとって幸運なことに、魚類は陸上の動物に比べ、オメガ‐3系脂肪酸の摂取不足に耐える力がはるかに弱く、魚類の餌を大きく変えるとその死亡率が有意に上昇する。そのため、餌の組成を大きく変えることができない。かつて研究者は、恒温動物はオメガ‐3系脂肪酸を必要とせず、魚類だけが必要と考えていたが、魚類は恒温動物と違いそれを多量に必要とする。たとえば、魚類はオメガ‐3系脂肪酸を必要エネルギーの最低限1%を必要とするが、恒温動物では0.5%である。魚類はこのように必要量が高いので、明らかなオメガ‐3系脂肪酸欠乏を示した最初の動物が、トウモロコシ油を唯一の脂肪源として飼育された養殖マスであったことは偶然ではなかった。これらのマスは成長が悪く、ヒレはただれ、高い死亡率を示した。そして“気絶”など、これまでに一度も観察されなかったショック症候群、つまり、魚に手が触れ、魚のタンクに大きな衝撃が与えられると意識を失くすなどの症状を示した。

　シモポウロスは野生植物と栽培された緑葉野菜の脂肪酸組成を最初に比較した研究者の一人であったが、マイケル・クローフォードは最初に野生動物と家畜動物の脂肪酸組成を比較した。彼らの研究により多数のオメガ‐3系脂肪酸補助食品が生まれた。それらは卵類、乳製品、肉類などで、こんにちでは多くの食料品店で手に入れることができる。これらの食品は補足されていないものに比べ価格は割高であるが、アメリカ国民がオメガ‐6シグナルを抑えるために毎年数十億ドル（千億円）も支出している医療費分の値札は付けられていない。クローフォードによると、要するに「時計を過去に戻し、動物が自分で天然の餌をあさる時代に戻すことではなく、新しい考えをもって先に進めることが重要である」と言う。

　シモポウロスの研究は、次の理解にもつながった。それはなかなか認識さ

れなかったが、私たちの食べ物と生体内組織の大部分のオメガ-3 系脂肪酸は究極的には緑葉に由来し、大部分のオメガ-6 系脂肪酸は種子に由来するという理解であった。これは、食事や栄養に関する適切な助言を行う際の基本的な認識である。魚介類の摂取は重要であるが、問題はおそらく食事で単に魚介類を食べないことにより生じるのではなく、種子から抽出した油の過剰摂取と緑葉野菜の摂取不足（過少摂取）により起こっているのだろう。これを理解するには脂肪酸間の競合に関する正しい認識が必要である。

　食品消費研究によると、米国の食物中の長鎖オメガ-6 系脂肪酸（アラキドン酸）量は非常に少なく（エネルギー摂取量の 0.1%未満）、長鎖オメガ-3 系脂肪酸（DHA やエイコサペンタエン酸）量と同程度かそれ以上に少ない。にもかかわらず私たちの生体組織には、嵐のように怒り狂うこれらの厄介な（しかし必須な）オメガ-6 系脂肪酸が満ちている。いかにしてこうした現実になってしまったのだろうか。

　それはたった 1 つの道しかない。それらの脂肪酸はリノール酸として食べ物に入り、そして私たちの体に入り、そしてホールマン酵素（不飽和化酵素と鎖長伸長酵素）の選択性に打ち勝ち、アラキドン酸になった。米国のデータが示すように、米国民の 1989 ～ 91 年における 1 日のリノール酸摂取量は 11 ～ 16g であり、アルファ - リノレン酸は 1 ～ 2g であった。そのような比率では、わずか約 15%のアルファ - リノレン酸しか、DHA やエイコサペンタエン酸に変換されない。リノール酸比率が低いほど、その変換率はさらに高くなる。変換の最もよく起こる比率は 2.3:1 である。

　問題は私たちが食べていない魚介類にあるのではなく、私たちの食べている油にあるという考えを裏付けるさらに多くの事実が、遠く離れた集団の観察と研究によってもたらされた。

　ダイアバーグとバングが最初にグリーンランド西岸を訪れてから 10 年ほどで、エスキモー人の食べ物は変わりつつあったが、それは良い方に変わったのではなかった。ダイアバーグとバングは、入植地イロルスイトの住民を、止血時間と食事に関する研究で有名にしたが、二人の研究は、イロルスイト住民の植物油や加工食品など、欧米人が食べるものと同じ食品の多くの受け入れを

思いとどまらせるものではなかった。その研究が報道され評判になり始めた直後には、「私たちを健康にしてくれているのはアザラシであると、いつもあなた達に言っていた」とエスキモー人が自慢をしているのが聞こえてきた。しかし、1988年までにエスキモー人とデンマーク人の心臓病の発症率は非常によく似た値になり、2003年までに二つのグループ間の差異はなくなった。それでもイロルスイトに住むエスキモー人は、まだ多量のアザラシや魚介類や多くの海産食物を、どの欧米の集団よりも食べていた。今では、その心臓病発症率の変化は、魚類やアザラシに含まれる脂肪酸と競合する他の脂肪酸（オメガ-6系脂肪酸など）を、エスキモー人が多量に摂取しているためと説明されている。

　ラルフ・ホールマンはこの生死にかかわる問題に対する解決の鍵を簡潔に次のように述べている。「私たちが好むと好まざるにかかわらず、代謝は進行する」。つまり、どれだけ多くの魚介類を食べていようと、その人が多量のオメガ-6系脂肪酸の多い食用油を摂り、十分に緑葉野菜を食べていなければ、リノール酸はアラキドン酸に変換されるだろう。

　第2の集団は、大変示唆に富む。それは、ほとんど魚介類が食べられていない内陸の街であるナイジェリアのエヌグである。1960年代に、ホールマンはナイジェリアからポスドク研究生を受け入れていた。この学生がアフリカに戻ってからずっと後の1980年代に、その留学生はホールマンに38人分のナイジェリア人の血液試料を送ってきた。ホールマンは自分のガスクロマトグラフ装置を使い、エヌグの街の健康なナイジェリア人の脂肪酸組成を調べた。ナイジェリア人のオメガ-3系脂肪酸濃度は、これまで自分が調べた他のどの集団よりも高く、ミネソタ対照集団の約2倍も高かった。この街のナイジェリア人はあまり多くの魚介類を食べていなかったが、多くの緑葉野菜を食べ、オメガ-6系脂肪酸の高い食用油はまったく摂っていなかった。彼らの食用脂肪の主な供給源は新鮮なパーム油で、飽和脂肪酸の高い油脂である。飽和脂肪酸は、ホールマンが基礎研究を通じて知っていたように、オメガ-3系脂肪酸の弱い競合物質である。

　ホールマンによると、「これこそが、まさに私たちが30年前にこの研究室

で証明したことである」。それはすべてのオメガ-3系脂肪酸研究者が賛同する
簡単な栄養学的助言に言い換えられる。たとえば、アレキサンダー・リーフ
は「オメガ-3系脂肪酸の恩恵をいくらかでも受けたいのであれば、オメガ-6
系脂肪酸を減らさなければならない」と警告する。ビル・ランズは「もっとオ
メガ-3系脂肪酸を摂り、オメガ-6系脂肪酸をもっと減らそう。これこそが、
私たちが確信をもって進むことのできる方向である」と自分の意見を繰り返し
た。

　筆者は、近日中に米国民に発表されるものと同じ助言を述べることができ
ればと願っている。しかし、この研究の価値とその重要性は、特に米国ではな
かなか認められなかった。1985年は、確かにオメガ-3系脂肪酸に関係した科
学者にとっての境界点であったかもしれない。その年には、乳癌、前立腺癌、
結腸癌などの特定の癌の増殖に果たすオメガ-6系脂肪酸の役割や、うつ病や
産後うつ病、注意欠陥障害や双極性障害などの精神障害の治療におけるオメガ
-3系脂肪酸の有効性に関する多くの研究の始まりが記録された。しかし、そ
の年は、さらに、これらの脂肪酸研究を行う研究者と、「食べ物と健康につい
ての推奨アドバイス」を策定する政府や医学関連学会との間の意思疎通の欠如
が次第に大きく広がり始めた年でもあった。

　当時の最も新しい2005年時点の改訂においても、国の栄養政策の礎とでも
言うべき米国農務省の「食事ガイドライン」においても、必須脂肪酸の異なる
系列の区別がみられない。そのガイドラインでは、「魚介類には、ある種の多
価不飽和脂肪酸（オメガ-3系）が含まれており、ある地域の人びとの心臓病
の危険度が低下する可能性があるため、研究中である」と述べられている。し
かし強調していることは、血液コレステロールを低下させるため、飽和脂肪酸
とコレステロールの摂取量を減らすことの重要性であった。そして米国農務省
によると、すべての「不飽和脂肪酸」は種類にかかわらず、食物中の飽和脂肪
酸に置き換えると「血液中のコレステロールを低下させる」という。2004年
時点では、米国心臓協会も二つの系列の脂肪酸を区別していない。この協会は
「多価不飽和脂肪酸と一価不飽和脂肪酸という二つの不飽和脂肪酸がある。そ
れらは主として植物由来の脂肪に存在する」とそのウェブサイト上で述べてい

る。

　全米科学アカデミー（米国学士院）の医学研究部会は例外で、オメガ-6系
脂肪酸とオメガ-3系脂肪酸の異なる役割を認識していた。しかし、部会が設
定した適切な摂取量は各々（オメガ-6系脂肪酸が11〜17g/日、オメガ-3系
脂肪酸が1.1〜1.6g/日）で、結果として二系列脂肪酸間の比率は約10:1と
なり、高い有病率と関連がある現在の米国の比率にとても近かった。この比率
は、ガイドラインをすでに定めている他の二つの国の推奨値、スウェーデンの
（5:1）、または日本の（4:1）と比べてもはるかに高い。これら二系列脂肪酸間
の最適な比率はまだ明らかにされていないが、現行の（推奨された）日本の比
率は、心臓病その他の疾患の非常に低い発症率と関連がある。食物中の二系列
脂肪酸間の比率を4:1にすると、高度不飽和脂肪酸の比率がほぼ1:1の細胞膜
が形成される。

　オメガ-3系脂肪酸研究をしている科学者は、政府や健康関連機関が脂肪酸
に関する新たな情報を理解するのになぜこれほど長い時間を要するかについて
さまざまな考えを持っている。シモポウロスは「それは経済の問題である。食
用油産業は非常に強力な圧力団体で、大豆とトウモロコシは米国の主要商品の
一部でもある」ととらえている。アレキサンダー・リーフに、DHAによる致
死的な不整脈、すなわち心臓細胞の異常リズム発症傾向予防という自身の発見
の論文は、簡単に受理されたかどうかを尋ねた時、「とんでもない。誰も彼ら
のやり方については何も批判はしていなかったけれど、それらの論文を発表
にまで持ち込むことさえひどく苦労させられた。心臓病専門医や製薬会社はこ
の内容を聞きたがらない。彼らは数億円の仕事を手放したくないし、『皆さん
がしなければならないことは、お皿に置くものを少し変えるだけです。それだ
けで、これらの問題をすべて回避することができるのです』と、誰かにうまく
やってほしくない」と答えた。

　DHAが神経系でどのように機能するかの解明を、生涯の課題にしてきた
ノーマン・セーラムは「それはさほど悲観すべき情況ではないが今食べている
食事方法が、これまでのいつもの食事方法でもなく、最も健康的な方法でもな
いという考えをなかなか捨てられので苦しんでいる」と分析する。多くの科学

者は動脈硬化のコレステロール説が医学的見解において優位に立つことに賛成している。また、科学者の中には、脂肪酸の科学を理解することは大変難しいと表明している者もいる。たとえば命名法や系統図などはロシアの小説よりも複雑であり、絶えず広がり続ける新領域（増大するオメガ-6 系脂肪酸やオメガ-3 系脂肪酸が関与する疾患リスト）があり、明らかな悪党はいない。なぜなら、人はアルファ・リノレン酸よりさらに多くのリノール酸を必要とするからである。「その推奨量について助言する場合には、人びとがオメガ-6 系脂肪酸を避け始めることがないように注意しなければならない」とヨーン・ダイアバーグは筆者にも念を押した。「大切な点はバランスで、ほとんどの食べ物や集団でいかにバランスが取れていないかを理解させることである」と。

　次に、魚介類の汚染物質が深刻な健康問題を引き起こす可能性がある時代に、個々の人びとに魚介類（最もよく知られたオメガ-3 系脂肪酸の供給源）をもっと食べるよう助言することには不安がある。それに加えて、もう一つの避け難い事実、皆が触れたがらない問題がある。それは、国の健康に関わる機関が、以前に出したいくつかの食事に関するアドバイスを、「オメガ-6 系脂肪酸とオメガ-3 系脂肪酸のアンバランス（不均衡）を改善するように」と撤回しなければならなくなることであろう。飽和脂肪酸摂取量を減らすことは数十年来の目標であり、食べ物に含まれる多量の飽和脂肪酸が問題であることは疑問の余地がない。しかし、飽和脂肪酸はオメガ-6 系脂肪酸に比べオメガ-3 系脂肪酸との競合の程度が弱いので、少量の飽和脂肪酸は多量のオメガ-6 系脂肪酸よりもましである。

　米国では 2006 年 1 月より、食品ラベルにトランス脂肪酸情報と飽和脂肪酸のデータが一緒に表示されてきた。しかし、トランス脂肪酸が含まれず飽和脂肪酸の少ない食品は、一価不飽和脂肪酸量またはオメガ-6 系脂肪酸量のより多い食品を食べることを余儀なくさせる。このトレードオフの関係を消費者が理解しないかぎり、この表示変更は決してより健康的な食生活につながらない。そして、良い健康状態をつくるためにはトランス脂肪酸や飽和脂肪酸を減らすだけでは十分でないことを理解しなければならない。オメガ-3 系脂肪酸の供給源をさらに摂取する必要がある。（驚くべきことに、トランス脂肪酸の

種々の油脂のオメガ-3系脂肪酸量を1としたオメガ-6系脂肪酸量の比率

調理油とサラダ油 Cooking and Salad Oils	オメガ-6系脂肪酸／オメガ-3系脂肪酸比率 Ratio of Omega-6s to Omega-3s
亜麻仁種子油または亜麻仁油 （Flaxseed or linseed）	0.2:1
菜種油 （Canola）	2:1
菜種油（いため用）[a] Canola（for light frying）	3:1
クルミ油 Walnut	5:1
大豆油 Soybean	7:1
麦芽油 Wheat germ	8:1
バター Butter	9:1
ラード Lard	10:1
オリーブ油 Olive	12:1
水素添加大豆油 Hydrogenated soybean	13:1
高オレイン酸ひまわり油 High oleic sunflower	19:1
トウモロコシ油 Corn	46:1
パーム油 Palm	46:1
ごま油 Sesame	137:1
リノール酸60%以下のひまわり油 Less than 60% linoleic sunflower	200:1
綿実油 Cottonseed	259:1

出典：米国農務省栄養成分データ研究室のデータ。このデータは米国農務省の農業研究調査局にあり、www.ars.usda.gov から利用可能である。

注：これらの値を分かりやすくするため、ゆでたニュージーランドほうれん草（日本名ツルナ、またはハマナ）の比率（オメガ-3系脂肪酸量を1としたオメガ-6系脂肪酸量の比率）、0.2:1や、焼いたオヒョウ（カレイ）の比率、0.3:1を例示する。紅花油は、オメガ-3系脂肪酸がほとんど含まれないためこの表には入れていない。米国農務省のデータによると、その「比率」は奇妙な「無限大:1」になるからである。他の文献では比率は約115:1と示している。これらの比率はすべて近似値であることに注意されたい。なぜなら、油脂の脂肪酸組成は気温や季節や品種や加工状況にともない変化するからである。バターやラードの脂肪酸組成は、牛や豚が何を飼料として食べたかによって変化する。

a)：アルファ・リノレン酸の少ない菜種油の遺伝子組換え品種の一つ

マイナスの影響については、未だ明らかな科学的な見解の一致がみられていない。

　飽和脂肪酸だけでなくトランス脂肪酸を食品表示に加えようと推進した多くは、自分達が不公平に選ばれたと感じていた飽和脂肪酸の製造会社である。植物油のトランス脂肪酸は、オメガ-3系脂肪酸を選択的に排除する部分的水素添加法により産生された脂肪酸であることを思い起こしてもらいたい。そのため非常によく制御された研究でなければ、トランス脂肪酸の生体への影響が食物中のトランス脂肪酸の存在による影響か、オメガ-3系脂肪酸欠乏による影響なのかは判別ができない。それはそれとして、トランス脂肪酸はシス型脂肪酸に比べ流動性が低く、柔軟性に劣り、しかも細胞膜内リン脂質の結合場所をめぐり2つの脂肪酸は競合する。そのため、トランス脂肪酸を避けても害があるはずはない。しかも、それらはオメガ-3系脂肪酸やオメガ-6系脂肪酸ほど重要な役割を果たしていないからである）。

　この難問から抜け出すための方法がある。しかし、その方法では、飽和脂肪酸の問題を後退させる必要が生ずる。ヨーロッパの食品製造会社は、安定である程度の量のアルファ-リノレン酸を含む油を製造するためエステル置換法を用いている。しかし、それが問題なのである。つまり、これらの油は米国で現在、入手可能な多くの植物油よりも飽和度が高いからである。トリアシルグリセロールの脂肪酸を再配列して作られたこれらの新しい油が許容されるためには、政府はこれらの脂肪に対するこれまでの姿勢を撤回しなければならないだろう。おそらく、政府は健康的な食べ物における脂肪の果たす役割について、それほど多くを知らなかったということを認めなければならなくなるであろう。そして、植物油製造会社は、水素添加法からエステル交換法に製造法を変更しなければならないだろう。

　国の専門官や一般人にも受け入れやすいと考えられる他の改善法としては、食品への魚油や亜麻仁油や藻類油の補足や、魚介類や緑葉野菜の摂取量増加の推奨、卵への強化、および高オメガ-3系脂肪酸産生種の選択的育種や遺伝子工学などの他の手段による開発が含まれる。しかし、非常に複雑なことであろうが、一般の人びとに脂肪酸に関する全体像を早晩に提示しなけれ

ばならないであろう。必須脂肪酸の不均衡に関連する疾病の数は増加しつつ
あり、次の章で示すように、それらの疾病は、心臓病、癌、うつ病、免疫不
全症、そしてリウマチ性関節炎だけにとどまらず、肥満や糖尿病にも関連す
る。これらのことを考慮すれば、その対策はおそらく早急に対処すべきもの
であろう。

第 11 章
生命の火の燃焼速度
エネルギー代謝速度を決めるもの

生命の火は、あるものは他よりも明るく燃えるようにみえるものもある。

D. S. ミラー（Donald Stuart Miller, アメリカの生理学者）

　科学好きの読者たちは、緑葉の脂肪酸と種子の脂肪酸がなぜ人の健康にそのように異なる影響を及ぼすのか、すでに不思議に思っているのかもしれない。そして科学好きの読者らは、これらの脂肪酸の健康への影響は、日射量や気温に勝るとも劣らないほど良い季節変化の指標となるという仮説をすでに立てているのかもしれない。これらの脂肪酸が動物の細胞膜にいったん取り込まれると、緑葉のオメガ-3系脂肪酸が豊富な時期は活動や繁殖の季節で、種子のオメガ-6系脂肪酸が豊富な時期には身を潜め生き残りを図る季節というふうに、これらの脂肪酸は動物に将来への準備をするのを助けているのかもしれない。

　こうした将来への準備は、異なる系列の脂肪酸（エイコサノイドとして）の信号や細胞膜そのものの変化により調整されている可能性がある。なぜなら、細胞膜は多くの酵素やタンパク質が機能する溶媒であり、それらが漂う空間だからである。季節や食料供給の変化に伴い、すべての細胞膜が変わらねばならない訳ではない。脳や神経系の細胞膜が変化からあたかも保護されているかのように、一部の細胞膜も変化から保護されている可能性がある。人は動物を狩猟していた時には、自分の細胞膜におけるこれらの季節変化に恩恵を受けていたことだろう。しかし、狩猟をしなくなって季節変化が失われ、オメガ-6系脂肪酸の高い食事を一年中食べはじめると、私たち人類は困難な状況に陥ってしまった。

　この考え方は、大変理にかなっている。しかしそれは単なる一つの考え
で、仮説の萌芽とでも言うべきものである。だが研究者が、人や他の動物が
最初から（de novo）合成することのできない2つの脂肪酸系列であるオメガ
-6系脂肪酸とオメガ-3系脂肪酸の区別ができるとわかった時、初めて可能に
なった考え方である。つい最近まで、多くの研究者はこの2つの系列を併せ
て、それらすべてを多価不飽和脂肪酸、またはPUFAs（プーファズと発音す
る）と呼んでいた。1960年代以前には、ほとんどの研究者がこれら2つの脂
肪酸を分離する方法を持っていなかった。

　しかし、時代は変化した。自然は、これらの異なる脂肪酸の系列を理解し
ている研究者や、実験において、それらの脂肪酸系列を制御する研究者にその
秘密を明け渡しつつある。これらの研究者の内でウェイク・フォレスト大学医
学部（Wake Forest University School of Medicine）のローレンス・リュデ
ル（Lawrence Rudel）は、オメガ-6系脂肪酸ではなくオメガ-3系脂肪酸が
実験動物の動脈硬化を減少させることを見いだした。その機構として彼は、コ
レステロール顆粒（かりゅう）の流動性をより高め、コレステロールの加水分解速度を増
して細胞からの離脱を促進するためと推定した（この機構はラルフ・ホールマ
ンが1950年代以来提唱し続けてきた考え方と同じである）。そして、ニュー
ヨーク州クーパーズタウンのバセット研究所（Bassett Research Institute）
のレナード・ザウアー（Leonard Sauer）とロバート・ダウチー（Robert
Dauchy）は実験動物をトウモロコシ油（リノール酸）量の高い飼料で飼育す
ると、その動物に移植された癌は容易に転移増殖するが、トウモロコシ油を魚
油に替えて飼育すると癌の転移増殖はほとんど起こらないことを見いだした
（図7）。

　そしてグレゴリー・フローラント（Gregory Florant）は、自身が研究拠点
とするコロラドに生息するクロハラハムスターの類縁種にあたる、腹部が黄色
のマーモットを研究対象として、冬眠とその引き金となる合図信号の研究をし
ていた。冬眠における脂肪酸の役割は、研究者がすべての多価不飽和脂肪酸を
1つのグループとして扱っている間は大変な難題であった。冬眠する動物の組
織にも、冬眠する動物の餌のどちらにも、一貫したパターンを見つけることが

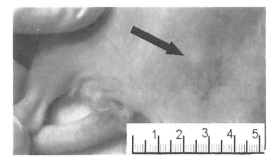

（上図）癌細胞を移植後15日目に5%トウモロコシ油食（対照食）から
　　　　5%オメガ-3系脂肪酸食に切り換え飼育した場合、癌細胞の転移
　　　　が抑えられた。

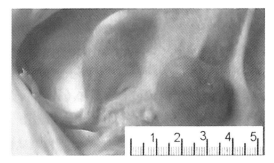

（下図）癌細胞を移植後5%トウモロコシ油食で続けて飼育した場合
　　　　（対照群）、癌細胞は転移し増殖した。

図7　癌細胞の増殖

ヒトの乳癌細胞が2つのグループのヌード・ラット（胸腺を欠き免疫性を
もたない実験動物）に移植された。しかし、下図ラットに移植された乳癌
細胞の転移増殖は、上図のラットに比べ非常に速かった。2群ラット間の
唯一の違いは、飼う餌だけであった。上図のラットは、移植後15日目に、
5%トウモロコシ油食（対照食）から5%オメガ-3系脂肪酸食に餌が切り換
えられた。ニューヨーク州クーパーズタウンの、バセット研究所（Bassett
Research Institute）のレナード・ザウアー（Leonard Sauer）とロバー
ト・ダウチー（Robert Dauchy）は、これと同様の移植転移実験を人や
ラットの多くの異なった系統の癌細胞で行ったが、いずれの場合でもそれ
らの結果は同じであった。もし、ラットを最初から5%オメガ-3系脂肪酸
食で飼育を始めると（15日後に5%オメガ-3系脂肪酸食に餌を切り換える
のでなく）、癌細胞は移植さえもうまくいかなかった（写真はレナード・
ザウアーとロバート・ダウチー氏のご好意により掲載したものである）。

できなかった。しかし、フローラントがオメガ-3系脂肪酸とオメガ-6系脂肪酸を区別するとすぐに、彼は明確でとても意味あるパターンを見いだした。

　フローラントは、マーモットを夏の自然状態で食べるアルファ・リノレン酸量にほぼ近いアマニ油含有量の豊富な餌で飼育し、その後、冬眠に入る時期の10月に真っ暗な低温室に入れたが、マーモットは冬眠に入らなかった。そのマーモットは冬の間中餌を食べ続けた。そのマーモットはフローラントがこれまで観察してきたどのマーモットとも異なっていたし、オメガ-6系脂肪酸含有量の高い実験用餌で飼育したマーモットとも違っていた。オメガ-6系脂肪酸の高い餌で飼育したマーモットを冬の状態に置くと、たとえ未だ餌を食べることが可能であっても、たとえ体重がアマニ油食マーモットと同じでも、餌を食べることを止め、いつもの時期に冬眠に入った。

　フローラントは、この明らかな行動の違いは、マーモットにより産生されたエイコサノイドまたはプロスタグランディンの変化に起因すると考えている。しかし、彼の研究においても、一方の脂肪酸または他系列の脂肪酸比率が高い餌のために細胞膜で生ずる、より普遍的な変化に基づくという解釈を除外することはできない。これらの影響は、オーストラリアの科学者グループによって現在研究中の研究課題であり、オメガ-6系脂肪酸比率が高い飼料で飼育した組織とオメガ-3系脂肪酸比率が高い飼料で飼育した組織間には重大な違いがあるという考えを支持する今のところ最もよい証拠である。その違いとはオメガ-6系脂肪酸は生命の火の燃える速度を減速させ、オメガ-3系脂肪酸はその速度を加速させるというものである。オーストラリアの科学者らは、フローラントらの研究結果を説明するために、いわゆる生体膜のペースメーカー理論または漏泄性生体膜仮説と呼ばれる学説を発展させた。

　この学説およびその背後に存在するかなりの数の研究を正しく評価するためには筆者はその研究の始まりから調べる必要があった。1970年代後半に、オーストラリアのウーロンゴン大学（University of Wollongong）の若い比較生物学者トニー・ハルバート（Tony Hulbert）は、ニューヨーク州のコーネル大学（Cornell University）でのポスドク研修を終えたばかりであったので、一見、単純と思える疑問を抱いた。ハルバートが不思議に思ったことは、

何が動物のエネルギー代謝率を決定するのか、つまり何が生命における生体燃料を燃やす速度を決めているかという疑問であった。

　エネルギー代謝率、すなわち日常活動における単位時間あたりのエネルギー消費量は、ハルバートも以前からよく知っているように、ゆっくりした足どりの爬虫類から足早に走り回る小さな哺乳動物まで、動物種によって著しく異なっている。それらのエネルギー代謝率は少なくとも 40 倍異なり、動物の体の大きさやその動物の寿命とともに変化する（体の小さな動物ほどエネルギー代謝率は大きく、寿命が短い）。エネルギー消費量のこれらの大きな違いについてはよく知られていたが、驚くべきことに、ハルバートがその疑問を探究すると決めた時まで、それ以外のことについてはほとんど知られていなかった。彼は手元にある資源、オーストラリアにおける多様性にみちた動物資源を利用したかった。

　ハルバートと大学院生のポール・エルゼ（Paul Else）は砂漠のトカゲである中央網状トビトカゲと地元産マウスの比較から始めた。これらの動物は体の大きさが同じであったが、エネルギー代謝率には 7 倍の差があった（同じ気温下で飼育したとしても、砂漠のトカゲは 37℃の気温を好んだ）。ハルバートとエルゼは、これらの動物の細胞活性、例えば ATP（アデノシン三リン酸）合成活性や酸素消費量は、それらのエネルギー代謝率に比例して変化することを発見した。細胞活性とエネルギー代謝率とは関連性があり、共同歩調を取って変化する。

　ハルバートとエルゼは有袋動物と他の哺乳動物、オオヒキガエル（外来種でオーストラリア在来生物の絶滅をもたらす動物の一つ）などの両生類と他の爬虫類との比較を続けたが、前述と同様な関連性を見いだした。測定することのできたすべての細胞活性は動きの速い動物では高く、動きのゆっくりした動物では低かった。ちょうどロシアの人形、マトリョーシカのように、エネルギー代謝率とともに細胞活性も上下した。さらに、オーストラリアの科学者らは、これらすべての異なる動物の細胞は、非常によく似たタンパク質量をもつことをつきとめた。それらの細胞は、ほぼ同数の酵素と他の機能部分を有していた。

　この発見は 2 人の研究者を驚かせた。彼らは、ほとんど誰もが予測するよう

に、より活性の高い細胞はより多くの機能成分をもっているだろうと予測していたが、それは事実ではなかった。そのため彼らは、より速く動く動物はより高い酵素活性を示すに違いないと考えていた。そして、この仮説を検証するため、みごとな一連の交換実験を行った。彼らが調べているタンパク質や酵素は生体膜（ほとんどの細胞活性が生じる場所）に埋め込まれているので、カエルの生体膜から取り出したタンパク質をラットの生体膜に、そして逆にラットの生体膜から取り出したタンパク質をカエルの生体膜に入れ、同様に酵素活性を測定した。これらの実験結果から、彼らの関心は酵素や他のタンパク質から脂質へ、生体膜内の脂肪酸あるいはリン脂質へと移った。なぜなら、ラットのタンパク質をカエルの生体膜に入れると活性が低くなり、カエルのタンパク質をラットの生体膜に入れると活性が高くなることを、ハルバートとエルゼが見つけたからであった。

　これらの種類の異なる動物の生体膜の総脂質量も同じであった。何が違ったのか。ハルバートとエルゼが見つけたことは、脂肪酸鎖の不飽和度であった。 つまり、二重結合の数が違っていた。すべての動物で、脂肪酸組成がきわめて一定であった脳は例外であるが（マイケル・クローフォードが最初に観察した人であるが）、トカゲやカエルのようなゆっくりした動物の脂肪酸は、さらに速い動物の脂肪酸に比べ、飽和度がより高かった。大きくてゆっくりとした哺乳動物の脂肪酸は、小さくて動きの速い哺乳動物の脂肪酸に比べ飽和度が高く、さらに多くのオメガ-6系脂肪酸をもっており、マウスのような動きの速い哺乳動物の脂肪酸にはさらに多くの DHA が含まれていた。ハミングバードのように高速で羽ばたく鳥類の脂肪酸には DHA が豊富に含まれていた。

　それらの多量の DHA は、ハルバートとエルゼが続いて発見したように、より漏泄性の高い生体膜をもたらした。漏泄性の高い生体膜はナトリウムイオンやプロトンが容易に通り抜けることができ、生体膜にあるポンプ（タンパク質の形で生体膜に埋め込まれている）を、生体膜を貫通し濃度勾配を維持するためにより激しく作動させる必要がある。こうした濃度勾配は細胞のさまざまな反応を促進するために必要であり、それらを維持することは動物のエネルギー消費を構成する最も大きな要素である。ハルバートによると「恒温哺乳動物

や変温爬虫類は生体膜に同じ数のポンプを持っている。しかし、恒温動物のポンプは変温動物より激しく作動させなければならない。なぜなら、生体膜の漏泄性が非常に高いからである。このことがより高いエネルギー代謝率を導いている」。そして、漏泄性の高い生体膜とより激しく作動するポンプを持つことは（エンジンを常に動かし続けていると、エンジンに何が起こるか誰もがよく知っている）、さほど良いことには聞こえないかもしれないが、漏泄性が高く、流動性の高い生体膜は、単にプロトンやナトリウム・ポンプだけでなく、神経インパルス、シグナル受信、および心臓の収縮を含む筋肉収縮のスピードを上げ、すべての細胞の反応をさらに速くすることを可能にする。

　「生体膜には、防護壁としての働きもあるので、十分な凝集性が必要とされるが、同時に生体膜に埋め込まれたタンパク質や酵素や受容体が自由に動き回り、それらに必要不可欠な働きができるだけの十分な流動性と無秩序性を有することが要求される」と、米国国立衛生研究所の研究者で視覚における DHA の役割を研究しているバートン・リットマン（Burton Litman）は説明する。また、同研究所の他の研究者は DHA によって、「激しく無秩序に動くほぼ液体のような性質」をもつ生体膜が作られていると考えている。

　ハルバートとエルゼはこれと同意見である。なぜなら彼らは、すでに動物のエネルギー代謝率と生体膜の DHA 含量が密接に関連していることを見つけていたからである。体の大きさや動物の心拍数などすべての動物細胞の活性に連動して変わるのは、この高度不飽和脂肪酸の濃度である。DHA は6つの二重結合をもつ。ご存知のように、DHA は生体膜にある種の流動性または緩みを与え、酵素がうまく働き、タンパク質が回転し、向きを変えることを可能にする空間を提供する。尾部の最後からちょうど3つ目の炭素原子にある最後の二重結合は特に重要で、生体膜のちょうど中間に肘のような空間を付与する。

　先頃のコンピューターシミュレーションおよび核磁気共鳴研究において「生体膜の炭化水素の中心部で激しく動き回る DHA の画像」が示され、「このような膜二重層における DHA の分子運動は、膜タンパク質によって触媒される多くの反応過程を比較的非特異的な方法でスピードを上げる可能性があることを示唆する」とハルバートは記述している。

　スコット・フェラー（Scott Feller）は、エックス線散乱法や核磁気共鳴法を用いてDHAの動きを研究している化学者である。彼によると「私たちがDHAで見られるのは、ほとんど数えきれない種々の立体配座間の急速な相互転換である。飽和脂肪酸鎖はほぼ常に生体膜に対して垂直に並ぶだろう。しかし、DHAは縦長で垂直な位置から、その尾部がほとんど生体膜から突き出ている位置までとることができる」と語る。また、もう一人の研究者が筆者に述べたように、サラダドレッシングを作った際に油と酢が分離し、それら自身で再結合することに相当する。このフリップ、フロップというスピードの速いDHA分子の動きが生体膜中のタンパク質に、実際にどのような機構でスピードを上げさせるかについては、研究者らはつい先頃に発見し、探究をしはじめたばかりである。しかし、研究者の中にはDHAを分子のばねと表現する者もいる。

　不飽和脂肪酸が入り得る場所の数は、その二重結合数が増えるごとに劇的に減少する。このことが、おそらくなぜオメガ-3系脂肪酸欠乏時に私たちの人体がつくる5つの二重結合をもつ分子（オメガ-6系脂肪酸のアラキドン酸が鎖長伸長され、不飽和化された脂肪酸（ドコサペンタエン酸（22:5 ω6）））が、すでに複数の研究者により明らかにされているとおり、神経学的問題や発育・発達上の問題を引き起こす理由なのであろう。

　「もし、ヒトがオメガ-3系脂肪酸欠乏食で育てられると、ヒトは宇宙飛行士や戦闘機のパイロットにはなることができない」と、リットマンは断言する。彼は、光を感知するタンパク質であるロドプシンは、生体膜にDHAが豊富に存在するとさらに活発に活動することを見いだしていた。マイケル・クローフォードは、脳におけるオメガ-3系脂肪酸の役割を強調している。彼は、「神経細胞が生体膜に高レベルのDHAを選んだ自然の不思議な選択は、広範囲にわたる種に保存されており、脳は脂肪酸のわずかな変化を精妙に感じとる」と話す。

　ハルバートとエルゼの研究は、生体膜におけるDHAの役割や不飽和度を増加させることの新たな認識へとつながっている。これら二人の研究者は、DHAの流動性、つまり動き回り生体膜の表面まで浮上する特性は、エネル

ギーの代価なしには得られないことを最初に指摘した研究者でもある。エネルギー代謝率のもっとも高い動物が、なぜ最も寿命が短いかという1世紀前に最初に観察された関係は、おそらくそれぞれの生体膜における異なるDHA濃度によって説明できるであろう。6つの二重結合をもつDHAは酸素分子の攻撃を受けやすいため、最も不飽和度の高い生体膜をもつ動物は、飽和度がより高い生体膜をもつ動物に比べフリーラジカルが最も生じやすく、より速く老化し、より早く死亡するのであろう。

　これは、緑葉野菜や魚介類を食べなくてもよい理由のように聞こえるかもしれない。しかし思い出してほしい。それらの動物はフリーラジカルを蓄積していると同時に、心臓はより早く鼓動しており、頭脳はより明晰に思考しており、筋肉はより速く動いており、体はより多くの燃料を燃やしている。日本人は現在、平均余命が最も長く、現存の人の集団のなかで最も多くのオメガ-3系脂肪酸を摂取している。日本人はなかでも最も痩せた集団でもある。しかし、2005年4月に少し過体重の米国人の方が、痩せた日本人より寿命が長いという研究結果が喜びをもって報告され、体の大きな動物ほど寿命が長いという関係は、より普遍的な枠組みになることが示された。生体膜のペースメーカー理論によると、体重がより重く、エネルギー代謝率のより低い人の方がより長寿の可能性があると予測される。しかし、その予測は米国のような環境の場合のみに当てはまり、米国ではあの過剰な体重の欠点を補うための医療が幅広く利用できる。

　この研究が示すように、エネルギー代謝と寿命と健康は強く結び付いている。そして、それらは遺伝因子（脂肪酸不飽和化酵素や鎖長伸長酵素やアシル基転移酵素（生体膜のリン脂質の脂肪酸（アシル基）を転移する酵素など多くの酵素の変異）や、さらに環境や食事因子によっても制御されている。その食事因子の一つに、動物が食べるオメガ-6系脂肪酸とオメガ-3系脂肪酸量がある。

　レナード・ストーリエン（Leonard Storlien）が好んで言うように、「油脂はガソリン（燃料）ではない」。ストーリエンは肥満研究の専門家で、エネルギーバランスと肥満と密接に関係した問題について、ハルバートとエルゼの生

体膜ペースメーカー理論の意味するところを、おそらく最初に理解した人であった。このカナダ生まれの研究者は、オーストラリアに移住して、教育職に就き、博士号を取得した。彼によると「もし、あなたのエネルギー代謝率が誰か他の人の40%で活動しているとすれば、あなたは間違いなく肥満素因をもっているであろう」と述べた。

ストーリエンは、ダーリングハースト（オーストラリアの、ニューサウスウェールズ州）のガーヴァン医科学研究所（Garvan Institute of Medical Research）の研究員であった1980年代後半に、ハルバートとエルゼの研究を最初に知った。ストーリエンはモデル動物を使用しインスリン抵抗性を研究していた。インスリン抵抗性は、血液からブドウ糖を組織に取り込む能力が低下することで、ヒトのⅡ型糖尿病の前段階である。そして、彼は研究室で見つけた異常な実験結果の解釈を探っていた。なぜ魚油が、実験動物として飼っているラットの高血糖と、エネルギー消費の低下を予防するのか不思議に思っていた。ストーリエンはすでに、飽和脂肪酸の高い餌でも、オメガ-6系脂肪酸の高い餌でも、ラットはインスリン抵抗性を確かに発症することを見いだしていた。しかし、1980年代中頃には気づいていたように、魚油は違っていた。魚油はインスリン抵抗性と肥満の両方を予防した。

ストーリエンはダイアバーグとバングのグリーンランドへの遠征調査についての論文を読んだ後、彼らの最初の論文の1つにほとんど誰も気づいていないコメントを見つけ、これらの実験を試してみようと決心した。彼らは、1971年に「現在ウマナク地域の集団には、糖尿病と診断された症例は1人も知られていないし、この疾病はグリーンランド人では一般的に非常に稀（まれ）である」と記述していた。

ダイアバーグとバングの研究に関心を示した人のほとんどは、ご存知のようにエスキモー人の低い心臓病罹患（りかん）率に興味をもった。しかしストーリエンは、肥満の人々がよく発症するⅡ型糖尿病、つまりインスリン非依存性糖尿病（non-insulin-dependent diabetes mellitus; NIDDM）の患者数がオーストラリアや米国で急上昇しつつあることを憂慮していたので、この文章が彼の眼に飛び込んできた。高脂肪食が肥満や糖尿病、さらに心臓病を促進することは、

その当時の定説であった。そして、ストーリエン自身もラット飼料中の飽和脂肪酸が急速で深刻なインスリン抵抗性を引き起こすことを見いだしていた。しかし、エスキモー人は脂肪の高い食事を食べていたにもかかわらず、何らこれらの症状は認められなかった。この差異はいったい何であったのか、彼は不思議に思った。おそらく、それは多価不飽和脂肪酸と何らかの関連があったのであろう。

　筆者は慎重に多価不飽和脂肪酸という言葉を使用している。ストーリエンがこれらの実験に着手していた1980年代中頃までに、ダイアバーグとバングはすでにすべての多価不飽和脂肪酸が同じではないことを知っていた。しかし、ストーリエンの興味をかき立てたコメントを書いた1971年当時はそのことを知らなかった。そのため、この考えを検証するため彼は、1986年にオーストラリアで最も容易に入手可能な不飽和脂肪酸を選んだ。それはベニバナ油で、シャウナ・ストロベルがオメガ-3系脂肪酸欠乏を引き起こしてしまったのと同じ植物油であった。ストーリエンによると「ある意味で、ベニバナ油を使用したのはまったくの怠惰だった。それは単に入手しやすく、餌に混ぜやすかったからだった」と現在述べている。

　ストーリエンは一群のラットにこの高オメガ-6系脂肪酸食を与えたが、それらのラットはすぐにインスリン抵抗性を発症した（高炭水化物食を与えたラットに比べて）。この新たな結果も、高脂肪食が糖尿病を促進するという定説によく当てはまった。しかし、エスキモー人の低い糖尿病罹患率には当てはまらなかった。そのため、ストーリエンはダイアバーグとバングのすべての論文を再読し、エイコサペンタエン酸について考えはじめた。この多価不飽和脂肪酸には、エスキモー人の心臓病と糖尿病の両方を守る通常とは異なる何かがあったのだろうか。

　ストーリエンは、次に魚油（エイコサペンタエン酸とDHAの両方を含む）を新しいラットの一群に与え、魚油が確かにそれらラットのインスリン抵抗性の発症を防ぐことを見いだした。彼がしなければならなかったことは、飼料中の6%リノール酸を長鎖オメガ-3系脂肪酸に取り換えるだけであった。ラットの摂取総脂肪量は両群とも同じであったが、そうすることによりラットは血液

からブドウ糖を取り込む能力を維持することができた。

　ストーリエンの初期の研究は、同じ領域の科学者には問題なく受け入れられていた。しかし、この新しい発見に対して「低脂肪秘密結社」と彼が呼んでいた組織から莫大な量の激しい非難の声が寄せられた。「『これはとても信用できるものではない。魚油は人では効果がないであろう』という内容の電子メールを受け取った。学会では、人びとは立ち上がり次のように言っていた。たとえよく管理された動物実験研究で効果があったとしても、『魚油が血糖値を悪化させることは誰でもが知っている』。私の場合、救われたことは同時期に多くの疫学的横断研究が発表されたことであった。それらの研究は、魚介類摂取量の減少と糖尿病罹患率とは逆相関することを示していた」とストーリエンは何度かの電話取材の中の一つで筆者に話してくれた。

　ストーリエンは、魚介類と魚油のインスリン抵抗性改善機序を説明できる科学論文を検索していた時、ハルバートとエルゼの漏泄性生体膜仮説を聞き知った。そして、ヒトのエネルギーバランス関連疾患群とインスリン抵抗性とを理解するためには、この漏泄性生体膜仮説が関与すると即座に理解した。この関連疾患群とは、いわゆるメタボリック症候群またはシンドロームＸとも呼ばれ広く知られている。漏泄性生体膜は、ハルバートとエルゼが明らかにしたように、生体膜ポンプが行う必要な仕事量を増大させ、エネルギー消費を増大させる。このような漏泄性生体膜は、おそらくインスリン受容体の有効性や感受性も高めるであろう。ストーリエンは彼らの論文を読んだ時に気がついた。なぜなら、インスリン受容体は生体膜に埋め込まれたタンパク質だからである。ストーリエンと二人の比較生物学者はそれ以来共同研究を続けている。

　ハルバートはすでにウーロンゴン大学に在席していたが、ストーリエンは1994年に生物医科学教室の主任教授となり学部に加わった。最初にストーリエンが決定したことの１つは、ポール・エルゼをウーロンゴン大学に連れ戻すことであった。エルゼはウーロンゴン大学で博士号を取得後、別の大学で教育職に就いていた。彼ら３人は、ウーロンゴン大学の代謝研究センターの中核を形成し、代謝や健康における生体膜の役割について、それぞれ独立した専門研

究分野を追究しながら多くの理論的な論文を共同執筆してきた。

　ハルバートとエルゼは、たとえばいろいろな種類の鳥類を調べ、爬虫類や哺乳類で発見した体重と代謝との関係と同じ関係を、体重と DHA の間に見いだした（筋肉生体膜リン脂質中の DHA は、約 9kg のエミュー（emu）では 6% しか占めていないが、小さくて動きの速いハチドリでは 70% を占める）。ストーリエンは、米国衛生研究所の研究者も含むグループと、世界の人間集団中でⅡ型糖尿病の最も高い罹患率を示すアリゾナのピマ・インディアンを研究した。そして、ピマ・インディアンの筋肉中リン脂質の DHA 濃度が、大部分がオーストラリアの白人男性グループの半分であることを見いだした（1.2% 対 2.5%）。骨格筋は体の中でもブドウ糖を取り込む主要な組織であり、この DHA 含量の差は、ピマ・インディアンのインスリン抵抗性と密接に関連していた。

　ストーリエンとこれらの共同研究者らは、脂肪酸の不飽和化酵素と鎖長伸長酵素の酵素活性を調べ、ピマ・インディアンの DHA 低下と糖尿病の罹りやすさを決定する可能性のある遺伝的な根拠も見いだした。これらはホールマン酵素で、アルファ-リノレン酸やリノール酸を高度不飽和脂肪酸に変換する酵素である。そして、その中の 1 つの酵素、デルタ -5 不飽和化酵素活性がピマ集団で著しく低下していた。その結果、ピマ・インディアンの組織には、DHA やエイコサペンタエン酸だけでなく、アラキドン酸も少なかった。

　この酵素の活性変化は、もう一つのよく知られている仮説で説明可能な機構も示唆した。それは生理学者ジェームス・ニールによるエネルギー倹約遺伝子仮説で、ピマ・インディアンのように糖尿病や心臓病の高い罹患率をもつ集団について説明するため 1962 年に最初に提案されたものである。ニールは、食物を脂肪として貯蔵することを可能にする遺伝子（いわゆる倹約遺伝子）は、食料が乏しく入手が予測できない時代には役立つが、常に食料が豊富な時代にはむしろ有害になると推測した。これはピマ・インディアンがつい先頃、経験した 1 つのターニングポイント（転換点）である。

　「飢饉の時に、生体膜の不飽和度を減少させる傾向がある人々は、エネルギー代謝率を低くすることができ、飢餓から自らを守ることができたに違い

ない」「エネルギー代謝率の高いことは、食料過剰時にエネルギー出納バラン
スを保持しようとする場合には大きな長所となるが、食料欠乏時には欠点とな
る」^{注5)}とストーリエンは推測している。

　ハルバートとエルゼが共同研究を始めた時から、ストーリエンは脂肪酸組
成がインスリンとその受容体の結合に大きく影響を及ぼすという事実をラット
だけでなく人でも見いだしていた。インスリンの感受性は生体膜の不飽和度が
上がるに従って改善される。しかし、ストーリエンも他の誰も、漏泄性生体膜
とシンドローム X との関連を示す最も説得力ある証拠をこれまで提示するこ
とができなかった。つまり、Ⅱ型糖尿病患者の食事中オメガ-3 系脂肪酸を増
加させると、インスリン感受性が改善されたということの証明である。「動物
ではいとも容易にインスリン感受性が改善されるのに、人ではなぜ改善されな
いのだろうか。そのために、私たちのほとんどは気が狂いそうになった」とス
トーリエンは話す。

　その理由は、1930 年代にジョージとミルドレッド・バー夫妻が、リノール
酸を人に必須であると証明できなかった状況と同じと言ってよいだろう。人、
特に肥満した人は、食料不足に備え緩衝的な役割を果たす莫大な脂肪の貯え
をもっている。「肥満した人では、その脂肪のすべてがターン・オーバーする
（turnover 入れ替わる）には 2 〜 3 年かかる。私は、これまで、そのように長
期間にわたる研究をやり遂げることができなかった。誰も、長期介入研究のた
めの研究助成金を獲得できない」とストーリエンは話す。「疫学データは、魚
介類の摂取が心臓病と糖尿病の 2 つの疾患に対し予防的に働くことを明らかに

注5)　ストーリエンとハルバートとエルゼの研究の非常に興味深い推論で、人びとが食
　　べ物を選ぶ場合と大いに関連があることは、人集団は食べ物を選べるのならオメガ-3
　　系脂肪酸量のより少ない食べ物を知らぬ間に選んでしまうということである。高いエ
　　ネルギー代謝をもつということは、少なくとも一部はオメガ-3 系脂肪酸の豊富な食
　　事の結果である。そのことは、食べ物への必要量がさらに高まり、空腹になる可能性
　　がより高くなることを意味する。そして、空腹状態は過体重状態に比べれば、はるか
　　に気分の悪いものである。これは、たとえばイヌイットの場合のように、きわめて多
　　くの集団がなぜ、欧米食を食べる機会が与えられるとすぐに、欧米食を受け入れてし
　　まうという 1 つの理由かもしれない。

示している」。だからこそ、疫学データが非常に重要なのだと付け加えた。

　ストーリエンは自分の行いたかった長期介入研究の資金を得ることができなかっただけでなく、終了していたいくつかの研究結果を発表することも困難であった。その中には1年間の介入研究で高オメガ-3系脂肪酸食により、著しいインスリン作用の改善と、他の脂質成分、なかでもトリアシルグリセロールに改善がみられたという成果も含まれていた（その改善度は、現在、推奨されている高炭水化物食で得られる成果よりもはるかに顕著であった）。「この研究は、5つの雑誌に掲載を拒否された。ストーリエンによると「その理由は、科学のためではなく『ただ単に食事の脂肪酸組成を変えただけでは、おそらくこれらの結果を得ることはできないだろう』と論文の査読者らが指摘したためだ」という。

　代謝はきわめて複雑である、とストーリエンは理解している。そして彼は、すべての上着を1本の掛け釘に掛けようとしている訳ではない。多くの独立した因子が糖尿病や肥満の発症に寄与している（その中でも、活動量やエネルギー摂取量の影響は大きい）。「しかし、生体膜のペースメーカー理論は、特定の方向へ代謝を押し進めるため、多くのメカニズムが一体となった説である。今こそ、この理論を潤沢な資金と長期間の研究により解き明かす時が来た」と彼は主張している。

　ストーリエンは、この研究があまり関心をもたれなかったことに不満を抱いている。しかし彼は、このような認識には、オメガ-3系脂肪酸とオメガ-6系脂肪酸の影響が非常に異なり、オメガ-6系脂肪酸摂取が多すぎると害になるかもしれないという事実を認めなければならないことを理解している。つまり、それは政府が積極的に行いたくない、推奨メッセージの変更である。2000年にストーリエンは、研究場所をスウェーデンのアストラゼネカ製薬会社に得たが、ハルバートやエルゼとの共同研究を継続している。彼らは先頃、食事の脂肪酸と生体膜の機能に関する総説をバイオロジカル・レビュー（*Biological Reviews*）誌に発表した。

　「私たちは、肥満に立脚した、より先見性ある対策を取らないために、好機を逸してしまっている」。そして、「私たちは、自分たちが知っている最も良い

脂肪酸を摂り、それに最良のタンパク質や炭水化物を組み合わせるべきであろう」とストーリエンは強く主張する。

ハルバートによると「人びとはこの時代を、言わばオメガ-6系脂肪酸であふれた食べ物が氾濫する時代を、まるでアイルランドのじゃがいも飢饉のように、単一作物に重点を置き過ぎた予期せぬ事態のようであったと回想するだろう」と述べ、アルテミス・シモポウロスはそれを「桁はずれに大規模な人体実験」と呼ぶ。

そして米国のような国々でも、必須脂肪酸の二つの系統の違いを無視した結果、何が起きているかと言えば、大衆は政府が脂肪について推奨したことを何一つ信じないという風潮や、一時的に流行る危険な食品がはびこる風潮がつくられている。

これは、本書の始めに述べた、アトキンスとその食事療法の狂気をよみがえらせる。なぜなら、アトキンス食や他の低炭水化物食が、今どきなぜそこまで流行するかについては、おそらくもう1つ別の理由が存在するからであろう。これらの食事療法は、他の制限がより少ない食養生法に比べタンパク質比率がいくぶん高い。そして、タンパク質は過剰な窒素を追い出す必要があるため、体のエネルギー代謝率を上げる。この過剰な窒素排出は、尿素合成を通してのみ行うことができ、この過程は多くのエネルギーを必要とする。このような方法で代謝を上げると、重篤な副作用を起こす可能性がある（特に、腎臓や肝臓へのストレスが臓器不全や、さらに探検家に「ウサギの飢餓状態」として知られている消耗性健康障害を引き起こす可能性がある）。しかし、これらの高タンパク質が食事療法の魅力は、オメガ-3系脂肪酸の豊富な食べ物を通してかつて私たちが得ていたような代謝上昇をもたらすためなのだろうか。高タンパク質食事療法は、オメガ-6系脂肪酸が豊富な新しい食べ物が代謝を遅くする前に食べることができた食物量を、私たちに食べさせることができるのだろうか。

これは私の推測であるが、こうしたの内容は本書以外にほとんどないと思われる。すなわち、この地球上に最も多量に存在する脂肪酸が、欧米社会で欠乏（不足と言うのを好む者もいる）していることを、いかに科学者が認識する

ようになったかを著したこの短い歴史物語が私たちに修正を促し、オメガ-3
系脂肪酸、つまり「脂肪酸の女王」が私たちの食べ物に再び戻ってくることに
寄与することを願っている。筆者は、この歴史物語がこれら脂肪酸の最も凝縮
した供給源の故郷である海や河川を汚染から守るもう一つ別の理由を与え、そ
して海や河川の供給源に過度の負担をかけない新しい陸産のオメガ-3系脂肪
酸の供給源開発を促進することを願っている。欧米の食品製造会社は、人の全
エネルギー必要量を充足できる、著しく安く、清潔で長持ちする食品を製造す
ることに成功した。しかし、これらの食品は私たちのすべての栄養要求を満た
していないこと、そしてこれらの食品に関連して生ずる医療費を考慮すると、
それらの食品は決して安いとは言えないことを認識すべき時が来た。

　「良い栄養は、必ずしも良い健康を保証しない」とコリーヌ・シェア・ウッ
ド（Corinne Shear Wood）は人間の病気と健康に関する彼女の著書で述べて
いる。「けれども、貧しいと言われる栄養状態が、いつも貧しい健康状態をつ
くるとは限らない」。医療費は米国経済全体の15%を占め、一人当りの平均が
年間約60万円（5,440ドル）であることを考えると、私たちの食品は何と安
い買い物であろうか。私たちは他のどの国よりも高い医療費を払っている。何
と日本のほぼ2倍の医療費を支払っている。これは、国が農業や食品加工技術
により栄養欠乏をつくってしまった最初の例ではない（精白米実施の導入後、
続いて発症した脚気の流行例がすぐに頭に浮かぶ）。そして、これからもこう
したことは起こりうる。しかし、問題解決のためには、まずその問題自体が認
識される必要がある。その一方で、シモポウロスは「『バランスのとれた食事
を食べなさい』というアドバイスは、必須栄養素の1つが食品から除去されて
いる場合には意味をなさない」と指摘する。

　ノーマン・セーラムによると「私たちは食品を変えてしまったが、それらの
食品を元に戻す方法を知っている」と話す。そう願いたいものだ。さもなけれ
ば、この食品問題を悪い状態のままに留めることしかできず、社会と個人に莫
大な費用を負担させる製薬会社や医療産業に、私たちはずっと束縛され続けら
れることになるだろう。

第 **12** 章

オメガ-**3**系脂肪酸を私たちの食卓に取り戻すための **11**のアドバイス

良い料理人は半分医者である。

アンドリュー・ボード（Andrew Boorde, イングランド生まれのカルトゥジオ修道会僧，1547）

　本書は食事療法や栄養学の著書ではなく、オメガ-3系脂肪酸の最新推奨値や、毎年大きく広がるオメガ-3系脂肪酸の研究領域を著したものでもない。しかし、本書が、どの脂肪（または脂肪酸）を摂るのが良いのか、あるいは米国の食料供給における多量のリノール酸に対する可能な改善方法を読者に示さないことは、筆者の怠慢ということになるだろう。この問題に政府は手間取るかもしれないが、読者は個々人で本章のいくつかのかなり簡単でわかりやすいガイドラインに従えば、問題を自ら解決することができる。これらのガイドラインにはいかなる計算も伴わず、計算は不要である。私たちはほとんどが、何ら場所や時間に縛られることなく自由に食事をしているので、計算を伴う食事ガイドラインはそのうち守ることができなくなる。しかも、食品中のオメガ-3系脂肪酸量は季節や場所、動物の飼料により変化するので、筆者が選ぶ数値はどれもいくぶん主観的な値にならざるを得ない。その代わり、筆者がこの章で提案するものは、誰もが安全で自信をもって実行に移すことのできる一連の指針である[注6]。

注6）　さらに詳細な買物情報や、料理のレシピや供給源リストなどの料理作り情報について知りたい読者は、アルテミス・シモポウロス（Artemis Simopoulos）とジョー・ロビンソン（Jo Robinson）著の「オメガ　プラン」（*The omega plan*（New York HarperCollins, 1998））を参照されたい。

1. たくさんの、もっとたくさんの野菜や果物を食べよう。

　緑色の野菜にはアルファ - リノレン酸が豊富に含まれている。それはオメガ-3 系脂肪酸の初発となる親脂肪酸である。また、すべての野菜や果物には抗酸化物質も含まれており、脂肪酸を酸化から守る。アルファ - リノレン酸を多量に摂るためには、自分の好きな野菜をもっとたくさん食べるべきである。多くの海藻も DHA やエイコサペンタエン酸を合成する能力を持っている。そのため海藻は、どの食事にも優れた添え物になる。

2. オメガ-3 系脂肪酸とオメガ-6 系脂肪酸の健康的なバランスをもつ油脂を摂取しよう。

　アルファ - リノレン酸の影響を大きく低下させるリノール酸が豊富な油、たとえば、紅花油、ひまわり油、トウモロコシ油、綿実油やピーナツ油などは避けよう。そして、アマニ油、クルミ油、キャノーラ油、大豆油をもっと多く摂ろう。バターを少量食べることはむしろ良い。バターは多量の飽和脂肪酸と少量の不飽和脂肪酸を含んでいるが、オメガ-3 系脂肪酸に対するオメガ-6 系脂肪酸の比率は健康的である。オリーブ油にはほんの少ししかアルファ - リノレン酸が含まれていないが、もう 1 つの良い選択肢である。オリーブ油はリノール酸含有量も少ないが、抗酸化物質や他の有益な物質が豊富に含まれている。もちろんオリーブ油は（魚類と野菜とともに）、健康的で、歴史の試練をもって証明された地中海式食事法の基本食品の 1 つでもある。

　大豆油はともすると現代の食事の不均衡を招いた油と非難されることもあるが（これはおそらく、農作物としての大豆の重要性の高まりと食料供給での高オメガ-6 系リノール酸の増加とが比例していたためであり、米国では食事のほとんどの脂肪を、つまり 75％以上をこの 1 つの供給源から摂っているからである）、大豆油は健康的な食事の一部になりうる。大豆油は少なめに使うべきであり、米国の大豆油の多くがそうであるように、水素添加その他の方法で加工すべきではない。最も大切なことは、大豆油をオメガ-3 系脂肪酸の唯一の供給源にすべきではないということである。大豆と大豆油は、日本料理の一部である。そして、日本人は欧米人よりずっと多くの魚介類や野菜類そして

海藻類も食べている。これはすでに述べたように、日本人は地球上のどの人びとよりも寿命が最も長く、ほとんどの疾患罹患率が最も低い。

3. さまざまな種類の魚介類を食べよう。

　サケやサバなどの油の多い魚介類だけでなく、タラ、オオヒラメ（オヒョウ）、マスなどの油の少ない魚介類も食事に加えよう。魚介類は水中に住んでおり、陸生動物より生体膜の柔軟性がさらに要求されるため、すべての魚介類はオメガ-3系脂肪酸が豊富である。脂肪の多い赤身の魚は余分の脂肪を肝臓ではなく腹部に貯め、タラのように脂肪の少ない白身の魚は肝臓に貯める。しかし、すべての魚介類はとても貴重なオメガ-3系脂肪酸の供給源なので、そういう意味で高く評価すべきであろう。さまざまな種類の魚介類を食べることは、オメガ-3系脂肪酸摂取量を増加させるのに役立つだろうし、乱獲やある種の魚介類に蓄積する傾向のある毒物から身を守るのにも役立つだろう。

4. オメガ-3系脂肪酸が強化された卵を食べよう。

　ほとんどの食料品店でオメガ-3系脂肪酸が強化された卵が売られている。卵のボール紙（プラスチック）容器上のオメガ-3、または、DHA の文字を探してみよう。これらの卵は、アマニ油や魚粉飼料、または海藻、緑葉植物が豊富な飼料で飼育された鶏から生産され、欧米の食事にオメガ-3系脂肪酸を加える最も簡単な方法の１つである。卵は、多くの他のオメガ-3系脂肪酸含量の高い食品に比べ生産しやすく生産コストも高くない。鶏が魚粉飼料以外のオメガ-3系脂肪配合の飼料で飼育されたものなら、それらの卵には魚中の汚染物質が入る心配もない。

　しかし、残念なことに卵は、反コレステロール運動のシンボル、あるいはイメージキャラクターでもある。卵は、血清コレステロールを心配する人びとが最初にあきらめる食品である。卵は、コレステロールに関して、あらゆる食品のなかでも最も強く叩かれてきた。しかし、ラルフ・ホールマンによると「もし自分が必要とするオメガ-3系脂肪酸を摂取しているなら、それらはコレステロールをうまく処理してくれる」。これは、ポートランドにあるオレゴン

健康科学大学のウィリアム・コナーによる研究や、卵の摂取量は心臓病や血清コレステロールレベルとも関連が認められないという研究論文からも支持された見解である[注7]。日本人は1年に1人当たり約340個（ほとんどのアメリカ人より100個かそれ以上多く）の卵を食べるが、心臓病の罹患率は非常に低い。

　次いでながら、オメガ-3系脂肪酸が卵の黄身に集中して存在する理由は、母乳や胎盤血液中にオメガ-3系脂肪酸が凝縮されているのと同じである。これは特に次世代の脳の発達を支援するためである（この場合の脳とは、人ではなく鶏の脳である）。オメガ-3系脂肪酸を鶏飼料に強化することによってさらに付加される利点は、これらの鶏が普通飼料を食べた鶏に比べ、より健康的になることである。強化された飼料を食べた鶏はより健全な免疫系をもち、病気に罹り難くなるからである。

5. 毎回の食事にオメガ-3系脂肪酸の供給源を取り入れるよう心がけよう。

　そうすることにより、アルファ‐リノレン酸がリノール酸に打ち勝つ自然競争力を発揮することが可能になる。オメガ-3系脂肪酸は魚介類、緑葉野菜、オメガ-3系脂肪酸強化卵だけでなく、アマニ粒やアマニ粉を入れたシリアルやパンからも摂ることができる。他の便利なオメガ-3系脂肪酸の供給源には、大豆やその他の豆類や数種類の木の実がある。クルミには顕著に含まれるが、ブナの実、ブラジルナッツやクリの実にはオメガ-3系脂肪酸含有量があまり多くない。これらのオメガ-3系脂肪酸を含むほとんどの食材は、サラダ、ヨーグルト、チーズやソースなどに加えることができる。ナッツ類（干し

注7）　これらの研究が契機となり、米国心臓協会は、以前には個人の摂取する卵の数を制限するアドバイスをしていたが、その制限を削除した。しかしながら、米国心臓協会と政府機関はなお、コレステロール摂取量を1日当たり300mg未満にするよう推奨している。その推奨に従うと、国民は卵の摂取量を1日1個未満に制限しなければならない。または、卵の黄身を控えるようにしなければならない。黄身は最も栄養素が豊富で、もちろんオメガ-3系脂肪酸も豊富な部分である。ワシントンD.C.にある卵栄養センター（Egg Nutrition Center）に勤務する研究者、ドナルド・マクナマラ（Donald McNamara）によると、「人びとはいつも私に言う、黄身は犬にやっていると。私は彼らに言う、皆さんの家で飼っている犬はとても健康ですね」。

ブドウやチョコレート・チップと一緒でも、そのままでも）は、おやつとして食べることもできる。自家製の焼き物、たとえばパンやクッキーやケーキは、特にクルミをたっぷり加え、オメガ-3系脂肪酸強化卵を使用し、いくらかのバターをカノーラ油に換えれば、とても良いオメガ-3系脂肪酸の供給源にすることができる。オメガ-3系脂肪酸は錠剤の形でも服用することもできるが（以下参照）、ほとんどの栄養素と同様、それらはおそらく錠剤より食品からの方がよく吸収されるであろう。

6. 水素添加油や部分水素添加油の摂取を避けよう。

　この対処法はこれらの油にオメガ-3系脂肪酸量が損減しているためだけでなく、トランス型脂肪酸の摂取量を増やさないためでもある。トランス型脂肪酸は酵素や細胞膜の結合部位をめぐりシス型脂肪酸と競合する。トランス型脂肪酸は、それ自体有害作用をもつかもしれないが、2つの型の脂肪酸を見分けることは難しい。トランス型脂肪酸を避けることは、食料品店で買える食品についてはきわめて簡単である。なぜなら、米国では食品製造会社は食品表示にトランス型脂肪酸の成分表示が義務づけられているからである。しかし、問題はレストランで食べる場合で、これはもっと難しい。レストランにその材料のリストを尋ねることは問題外として（外食の楽しみを奪う対処法なので）、そのレストランで調理された作り立ての料理を選び、加工食品や冷凍食品の揚げ物は避けるようにしたい。レストランで出される焼き物の多くもバター、または健康に良い油のいずれかの代わりに水素添加された植物性ショートニングを使用して提供されている。

7. 選べるときはいつも、放し飼いの鶏、牛、バイソン、そして豚の肉を選ぼう。

　これらの動物は餌を探すためにあちこちを歩き回らなければならないので、畜舎に閉じ込め穀物で肥育された動物よりも筋肉はより多く、脂肪はより少ない。そして、放し飼い動物の脂肪ははるかに飽和脂肪酸が少なく、不飽和脂肪酸、特にオメガ-3系脂肪酸がはるかに豊富である。マイケル・クローフォードは、穀物で肥育された雄子牛の肉と野生のアフリカ水牛の肉を比べた

時、アフリカ水牛の肉には4歳未満の雄子牛の肉の1/10しか脂肪がないが、オメガ-3系脂肪酸量はほぼ6倍あることを見いだした。それらはまったく別の食べ物のようであった。

8. 飽和脂肪酸摂取を減らそう。

　心臓病と食事コレステロールの関連は何年もの間、示されていないが、心臓病と飽和脂肪酸の関連は示されている。したがって、読者は低脂肪の乳製品や脂身の少ない肉を選び、これらの固形の脂肪を減らすと良い（例外はもちろん、魚肉または魚の切り身である。その場合は、脂肪は多ければ多いほど良い）。飽和脂肪酸は、食事中の不飽和脂肪酸に代わって多量に存在すると、酵素や細胞膜の結合部位をめぐり競合する。飽和脂肪酸は血液中の血小板の粘着性や低密度リポタンパク質（LDL）の量も増加させる。要するに、飽和脂肪酸の摂取量を減らし、同時にオメガ-3系脂肪酸を増加させた集団では1970年代のフィンランド人や第二次世界大戦中の北ヨーロッパの人びとのように、心臓病の発症率の劇的な低下に成功した。飽和脂肪酸の摂取量を減らし、オメガ-6系脂肪酸を著しく増加させた集団では、イスラエル人やアメリカ人が特に顕著であったが、そのような利点は何もみられなかった。

9. 妊娠中または妊娠予定の女性は魚介類の摂取に特別の注意を払おう。

　米国食品医薬品局（FDA）や地方行政機関の魚介類摂取に関する指導指針に従って、水銀やPCBsが少ないと判定された魚種を探そう。現在、研究者は魚介類に存在する水銀種（メチル水銀システイン）の方が、他の水銀種に比べ毒性が少ないかどうか調査中である。しかし、この間も妊娠中の女性であれば大事をとるべきであろう。きわめて重要な点は、妊娠中にはオメガ-3系脂肪酸を魚介類以外の他の供給源から食事に補い、そしてオメガ-6系脂肪酸摂取量を健全なレベルに保つべきであろう。その利点は非常に大きい。それはお腹の胎児のためだけでなく、自分自身のためでもある。なぜなら、妊産婦の低DHA濃度は、産後うつ病発症の危険度増加と関連があるからである。オメガ-3系脂肪酸は、早産や低出生体重児出産を予防することも見いだされてい

る。出産後、母親は可能な限り、母乳で育てるべきである。なぜなら市販の乳児用調製乳に、栄養状態の良い母の母乳に匹敵する製品はないからである。母乳保育ができない場合は、DHA や ARA（乳児用調製乳製造会社が使用しているアラキドン酸の略号）の添加された乳児用調製乳を選ぶと良いであろう。これらの脂肪酸が添加されていないのに、脳の発達を支援すると表示している乳児用調製乳にはだまされないよう注意しよう。

10. サプリメントの利用には注意しよう。

　もしオメガ-3系脂肪酸のサプリメントを服用するのなら、すべての必須脂肪酸であるオメガ-6系脂肪酸とオメガ-3系脂肪酸の両方を含むものは摂らないようにしよう。オメガ-6系脂肪酸は必須であるが、ご存知のようにすでに食品から多くを摂り過ぎている。これ以上は摂る必要はない。そのため、高オメガ、完全なオメガ、完全な必須脂肪酸、究極のオメガ、またはオメガのバランスのとれたなどの文言をその製品に標榜しているサプリメントや食品は避けるようにしよう。なぜなら、それらには疑いなくオメガ-6系脂肪酸の豊富な油を含んでいるからである。もし魚油を摂る場合には、医薬品品質、つまり分子蒸留した製品を求めるようにしよう。それらの魚油には金属や他の毒物が含まれないことが保証されるからである。同様に、タラ肝油よりはむしろ魚油を摂るようにしよう。なぜなら、肝油にはかなりの量のビタミン A が含まれており、過剰に摂ると害になる可能性があるからである。

　摂取量に関しては、アルテミス・シモポウロスなどの研究者らは、食品またはサプリメントから1日当たり DHA とエイコサペンタエン酸で約1gと、アルファ - リノレン酸を2g摂ることを推奨している。ただし、厳格な菜食主義者または魚介類を定期的に食べていない人は、アルファ - リノレン酸をさらに多く摂る必要がある。1日の服用量が3gから8gのオメガ-3系脂肪酸（10gから27gの魚油またはアマニ油）までなら何ら悪い副作用を起こさず、一般的には十分に許容される。しかし中には、魚臭いという後味（これはレモンやオレンジの香りをつけた油で防ぐことが可能で、ノルディック・ナチュラル社（Nordic Naturals）などの企業で製造されている）や下痢（これは服用量を

減らすことで防ぐことが可能である）の問題を起こす人もいる。言うまでもなく、元々何か健康に問題のある人は、これらのサプリメントを始める前には医師に相談されたい。

　魚油やアマニ油は冷暗所に保管してほしい。そして、いかなる油も異臭がしたら捨てるようにしよう（もし異臭がしたら、それは悪い油である。酸化された油を摂ることは、まったく油を摂らないよりもさらに悪い）。もし、多量にアマニ種子またはアマニ油を摂ったら（動物でもこれらの油や飼料で飼育する時は）、ビタミン B_6 も摂る必要がある。なぜなら、アマニ種子にはこのビタミンの作用を阻害する因子が含まれているからである。

11. 運動とそれに見合うエネルギーを摂取し、健康的な体重を維持しよう。

　過剰なエネルギー摂取と過体重は、体全体と脂肪の貯蔵組織や輸送組織を含む関連組織に負担をかける。

　最後になるが、いかなる食事でも極端な食事に走って（偏り過ぎて）はいけない。オメガ-6 系脂肪酸も私たちの食事には必要である。ただ、ほとんどの人が現在摂っているほど多量は必要でない。飽和脂肪酸と一価不飽和脂肪酸はエネルギー供給のために重要である。そして、その満足感は私たちが食後のテーブルから離れる際に役に立つ。しかも、どのような健康的な食事でも、その脂肪の大部分は一価不飽和脂肪酸と飽和脂肪酸である。トランス型脂肪酸はバターや他の乳製品に自然に存在しているので、トランス型脂肪酸も完全には除去できないし、すべきではないであろう。トランス型脂肪酸は、牛の胃の中の微生物により合成され、バター脂肪のおよそ 4% を構成する。バランスは食事だけでなく他のあらゆる生活の局面に通ずる秘訣である。これまでに列挙したアドバイスを実行することにより、読者はこれらのアドバイスがきっと生体組織の脂肪酸バランスを変え、健康上の恩恵がそれに続くことを確信するはずである。私たちの食事中オメガ-3 系脂肪酸（「脂肪酸の女王」）は多量のリノール酸に置き換えられてしまったが、これらの 11 個の指針により、「脂肪酸の女王」を王座に復帰させることが可能となる。

第 13 章
論より証拠

人の心に固定観念がある限り、人が他人を納得させることはとても難しい
私は、事実がいかに受け入れられるのか、時として不思議である。

チャールス・ダーウィン（Charles Darwin）、

アルフレッド・ラッセル・ウォレス（Alfred Russel Wallace）への手紙（1868）

オメガ-3系脂肪酸の重要性が理解されるゆっくりとした足取りに、ラルフ・ホールマンやウイリアム・ランズらのように苛立ちを覚えた科学者らは、その研究が理解されるのは、まさに時間の問題であるとわかっている。次のように言い換えてみよう。人の心臓病突然死や他の疾患の危険度を判定するために、ヒトのオメガ-3系脂肪酸状態が、血清コレステロールレベルやLDL／HDL比率や、いま話題の危険因子であるC反応性タンパク質（オメガ-3系脂肪酸状態と高い相関を示す危険因子）に取って代わるのも、まさに時間の問題なのである。リスクのある患者がスタチン系薬剤や他の値段の高い医薬品に代わり、食事中の脂肪酸組成を変えるようアドバイスを受けるのも、まさに時間の問題である。スタチン系薬剤は、ちなみに（スタチン系薬剤の作用である）コレステロール合成を阻害するためでなく、炎症や血栓形成傾向を軽減させることにより、高コレステロール血症（脂質異常症）患者の心血管疾患予防効果を示すことがすでに明らかにされている。これは、もちろん高オメガ-3系脂肪酸食の効果であり、しかもスタチン系薬剤が示すいかなる副作用も示さない。

患者は困惑して頭をかきむしり、これまでのあらゆる薬剤や推奨値や危険因子や臨床検査に何が起こったのかと思うだろう。そして、本書にその答えを

見いだす者もいるかもしれない。しかし、この変更は避けられない。現行の臨床検査は、15世紀の複雑な尿検査や19世紀初期の骨相学地図のような、あまり明確でない、あらゆる医学的検査と同じ道をたどるであろう。食事コレステロール摂取量の制限や脳機能に必要な成分であるコレステロールの合成阻害療法の推奨は、瀉血療法と同じくらい奇異で時代遅れのようにいつしか思われることであろう。

　どうすれば、筆者やこれらの研究者の誰もがそのような確信をもつことができるだろうかと読者の皆さんは不思議に思うかもしれない。

　その最も良い理由は、心臓病との戦いの攻撃目標としてこの数10年間ずっと研究してきた血清コレステロールが的外れであったということであり、エイコサペンタエン酸やDHA（もちろんこれらの欠乏）が心臓病の危険度増加と関連する明らかに生物学的に妥当なメカニズムがあるからである。メカニズムではなく、いくつかのメカニズムという方が良いかもしれない。なぜなら、そのメカニズムは2つ以上あるからである。最初は異常で致死的な心臓リズムが起こりやすくなり、それに続き、急速炎症傾向や血栓形成傾向の亢進が起こる。オメガ-3系脂肪酸と心臓病について私たちが知っていることの中から、かいつまんで言うと、これらのオメガ-3系脂肪酸の欠乏した心臓はあまり活発に拍動しなくなり、心臓から繋がる冠状動脈は脂肪、なかでも特にさまざまな固形脂肪酸が沈着しやすくなる。その動脈もオメガ-3系脂肪酸が欠乏しており、その沈着物は血圧上昇や血液凝固傾向の亢進を引き起こすだけでなく、血流による通常な損傷でも、炎症性のエイコサノイドやC反応性タンパク質のような炎症性タンパク質を合成し、炎症を起こした組織にコレステロールによる修繕をしようとして、そのコレステロールや他の脂肪酸の酸化を引き起こす。これらの結果、栄養不足のこの心臓にこれまでにない、より多くのストレスを与える。この次々に起こる不運な出来事により、血栓症を引き起こす人もあれば、不整脈を引き起こす人もいる。

　私たちのこうした確信は、オメガ-3系脂肪酸摂取量と心臓病の集団リスクが関連するという疫学データにも基づいている。この疫学データでは集団間でも集団内でも関連がみられる。そして、アンセル・キーズが1953年に示した

図があるにもかかわらず、その疫学データは、心臓病がコレステロールまたは脂肪摂取量と関連があるとする疫学データよりはるかに多い。あらゆる異なった系列間の脂肪酸を識別することを知っている科学者らが、今では理解している理由のため、後者の疫学データはつじつまが合わない。それは、集団が摂取した脂肪の質は、その量よりもはるかに重要だからである。

　最後にオメガ-3系脂肪酸状態が、いかに心臓病の予後に影響を与えるかを示す多くの前向き介入研究があるので紹介する。心臓発作を一度発症したことのある患者を対象とした一つの介入研究において、11,000人の被験者が、一方のグループはDHAとエイコサペンタエン酸のカプセル（850mg）を毎日1錠投与され、もう一方のグループは通常の治療を受け、3年半にわたり追跡された。サプリメントを投与された患者グループでは、心臓発作による突然死は45%低下し、全死因による死亡危険度も20%減少した。

　米国医師健康調査での前向きコホート研究は、1982年に始まり2007年に終了する見込みであるが、14,916人の男性医師がこれまで17年間の追跡調査を受けてきた。その期間中、被験者全体で94人が心臓突然死を発症した。すべての被験者の血液中オメガ-3系脂肪酸量を比較し、心臓病突然死の危険度は、オメガ-3系脂肪酸レベルが最も高いグループでは90%低下したと結論された。

　近頃発表された、もう一つのコホート研究では、222,000人の冠状動脈疾患患者（13個の異なるコホート、つまりグループに分けられた）に対し、平均12年間の追跡調査が行われた。1週間にたった1回でも魚を食べたコホートでは、1ヵ月に1回未満しか魚を食べないコホートに比べ危険度が15%減少した。1週間に5回以上魚を食べたコホートは、最も多くの魚を食べるカテゴリーに分けられ、危険度は40%減少した。

　これらは、1970年代のダイアバーグとバングによる最初のグリーンランド遠征調査以後に発表された、4,500本以上のオメガ-3系脂肪酸の人への健康影響に関する研究論文のうちのたった3本である。だが、これらの研究論文の主旨は、全般的にみて一致しており明白である。それゆえ私たちが危険を覚悟でそれらのメッセージを無視すれば、不健康状態が続くという代価を支払うこと

になるだろう。

　この時点でまだ明らかになっていないことは、オメガ-3系脂肪酸が発症に関与するあらゆる疾病や、オメガ-3系脂肪酸が作用するあらゆるメカニズムや老化、喫煙、妊娠、遺伝的変異、アルコールや抗酸化物質の摂取など個々人のオメガ-3系脂肪酸状態に影響するあらゆる要因である。さらに解決すべき問題は、心臓病やその他の病気の危険度を判定する個人のオメガ-3系脂肪酸状態の最も良い指標を見つけることである。

　それは医師のクレメンス・フォン・シャッキィ（Clemens von Schacky）とウイリアム・S・ハリス（William S. Harris；ウィリアム・コナーの同僚）が先頃提案したように、赤血球膜脂肪酸に占めるDHAとエイコサペンタエン酸の比率なのであろうか。その比率は、心臓生体膜のオメガ-3系脂肪酸レベルと高い相関があり、彼らはその比率をオメガ-3系脂肪酸指標と名づけた。

　または、それは研究者が"炎症性指標"と呼んでいる赤血球中のエイコサペンタエン酸に対するアラキドン酸の比率なのであろうか。

　あるいは、それは広く使用されているオメガ-3系脂肪酸に対するオメガ-6系脂肪酸の比率なのであろうか。ここでは分子が赤血球中の総オメガ-6系脂肪酸で、分母が赤血球中の総オメガ-3系脂肪酸となる。

　または、それはウイリアム・ランズが推奨する指標であろうか。それは全血液の一滴に含まれる、血液中総HUFA量に対する総オメガ-3系HUFA量の比率である（HUFAは、ご存知のように高度不飽和脂肪酸で、炭素数20以上で二重結合を3つ以上もつ脂肪酸と定義される）。

　これらすべての指標は、オメガ-3系脂肪酸状態を表す標識として推奨される何らかの特徴をもっている。そして、心臓病、癌、うつ病、並びに、その他のオメガ-3系脂肪酸不足に関連するあらゆる疾病のリスクを誰がもっているかを予測するためにどの指標が最も有用であるのかについては、いずれ時が教えてくれるだろう。知らなければならないことはまだたくさんあるが、私たちは、オメガ-3系脂肪酸の疾病予知力がもたらす恩恵を、早急に受けられるようにすべきである。

　今のところ、自分らの患者の脂肪酸組成の検査依頼をしている医師はごく

わずかしかいない。しかし、自分の体の脂肪酸組成が病気の危険度に関して、エスキモー人またはアメリカ人、日本人またはイスラエル人のいずれの国の人の仲間に入るかを個人的に知りたいならば、数社のうちのいずれかで血液検査を受けることができる。もし、あなたが依頼者自身による、直接検査が認められている州に住んでいるなら、ミズリー州カンザス市のオメガ・メトリックス社（OmegaMetrix）に検査キットを請求することができるので、血液検査受診の手順に従っていただきたい。どの州に住んでいても、フロリダ州トラバレスにあるユア・フュチャー・ヘルス社（Your Future Health）に検査依頼が可能である。あなたの主治医に尋ねて、オンタリオ州ゲルフにあるニュートラソース・ダイアグノスティクス社（Nutrasource Diagnostics）の会社代表、ウイリアム・ロウ（William Rowe）に電話し、検査を依頼していただきたい。または、ラルフ・ホールマンの同僚であるダグ・ビブス（Doug Bibus）に電子メールで連絡を取っていただきたい。それらの検査費用は、オメガ・メトリックス社で、総額約 12,000 円（115 ドル）、ユア・フュチャー・ヘルス社で約 30,000 円（285 ドル）とかなり高い。しかし、検査がさらに広く利用されるに伴い、それらの検査費用は下がる可能性がある[※]。（これらの会社の中には、結果を過剰に説明しがちな会社もあるので、読者は注意をする必要がある）

　あなたが高オメガ-3系脂肪酸・低オメガ-6系脂肪酸食に切り換えると、速やかに心臓機能と気分が改善するとともに、ほぼ速やかに、血液中脂肪酸組成の有意な変化が期待できる。それは、食事に多量のオメガ-3系脂肪酸を補足したダール・ジャーヴィスやその他の人びとも経験したとおりである。より高いエネルギー代謝率のような恩恵を受けるには、さらに長い期間を要する（それは、あなたがどれだけ多くの脂肪組織を持っているかにより、2〜3年はかかるかもしれない）。しかし、待つ価値はある。

　読者が一つだけ考える必要のないことは、あらゆる「期待はずれ」である。

[※]　日本でもファルコバイオシステムズ社で脂肪酸分画、血液 0.5ml、4,170 円で脂肪酸組成分析可能（訳者注）

もし、あなたが、典型的なファストフードを食べているなら、あなたの細胞はオメガ-6系脂肪酸で満ちている。もし、あなたが、加工食品や部分水素添加油を避け、たくさんの緑葉野菜や魚介類を食べているのなら、あなたの細胞（細胞膜）はオメガ-3系脂肪酸とオメガ-6系脂肪酸の良いバランスをもつことになる。脂肪酸に関しては、私たちの体は実に食べた物から成り立っており、私たちが何を食べるかということは本当に重要である[※※]。

※※）「食律生命」徳島大学元学長、児玉桂三（訳者注）

脂質・オメガ-3系脂肪酸研究の歴史年表

オメガ-3系脂肪酸研究の長期で終わりのない研究の中のいくつかの重要な出来事

1792	・スイスの牧師で科学者のジーン・セネビエ（Jean Senebier）は、油が空気にさらされると白濁し、流動性を失い、やがて酸敗することを観察した。さらに研究を進め、酸敗は酸化が関与することを確信した。
1814	・フランスの化学者ミシェル・ユージーン・シュヴルール（Michel Eugène Chevreul）は、豚のラードが明らかに異なる2つの油成分からなることを明らかにした。その1つは、室温で固体、もう一方は液体である。
1887	・3つの二重結合をもつ脂肪酸が報告された。それはリノレン酸と命名され、最初に麻の実から発見された。
1897	・フランスの化学者パウル・サバティエ（Paul Sabatier）は金属触媒存在下で脂肪の硬化（水素添加）が起こることを発見した。この発見により、1912年のノーベル化学賞を受賞した。
1900	・オハイオ州クリーブランドのV.D.アンダーソン社（Valerius D. Anderson 創業）は"連続搾油機"と知られる連続的スクリュープレス法で、最初に油糧種子から油を抽出した。連続搾油機は、初期の油圧式プレス方式よりもはるかに効率が良くなったが、まだ多くの油がその絞りかすに残り、多くの改良の余地が残されていた。
1903	・ドイツの化学者ウイルヘルム・ノルマン（Wilhelm Normann）は、水素添加法による「不飽和脂肪酸の飽和脂肪酸への変換技術」で特許権を取得した。
1911	・プロクター・アンド・ギャンブル（Procter and Gamble）社は、クリスコ（Crisco）を新製品として売り出した。これは綿実油を水素添加して製造した固形植物油がバターやラードの植物由来の安価な代用品として提供された。 ・商業量の大豆が満州から初めて、米国に輸入され、破砕され食用油がつくられた。
1929	・ジョージ＆ミルドレット・バー（George and Mildred Burr）夫妻は、ある種の脂肪酸がラットの成長や生存に必須であることを発見した。この発見は、科学者に脂肪がただ単にエネルギー源や脂溶性ビタミン源として必要であるというこれまでの考えを再考するきっかけとなった。
1930	・人工授精を研究していた産婦人科医が、精液中の抽出物に子宮組織収縮作用のあることを報告した。この観察がプロスタグランディンと命名された重要な細胞シグナル伝達分子の発見につながった。

1931	・バー夫妻は、ラットが必要とする脂肪酸中の必須因子を明らかにした。それは不飽和脂肪酸のリノール酸である。その後、彼らはリノレン酸またはアラキドン酸もリノール酸の代わりになり得ることを明らかにした。
	・ヘンリー・フォード（Henry Ford）は、ミシガン州ディアボーン市に大豆を 500 エーカーの土地に植えた。第二次世界大戦前では、米国は食用油脂の約 40%を輸入していた。大戦後、大豆の増産が進み、米国は食用油脂の輸出国となった。
1934	・アーチャー・ダニエルズ・ミッドランド社（Archer Daniels Midland Company）は、連続溶媒向流抽出法による工場を米国に最初に開設した。ヘキサンを溶媒に用い、ドイツから輸入したヒルデブラント抽出機を使用して、一日に 100 トンの油が抽出された。1940 年代後半までに、多くの油糧種子圧搾産業は、スクリュープレス方式からはるかに効率の良い溶媒抽出法に移行した。
1938	・バー夫妻は、人でリノール酸が必須であることを証明することができなかった。この問題は 1960 年代まで解決されなかった。
1950	・ラルフ・ホールマン（Ralph Holman）と大学院生は、リノール酸がアラキドン酸の前駆体であり、アルファ・リノレン酸が DHA とエイコサペンタエン酸の前駆体であることを発見した。
1951	・二人のイギリス人科学者、アーチャー・マーティン（Archer John Porter Martin）とリチャード・シング（Richard Laurence Millington Synge）は、強力な分析と精製の手段であるガスクロマトグラフ装置を最初に完成した。科学者はこの装置により組織や食品中の多くの種類の脂肪酸が分析可能となった。この業績により二人は 1952 年のノーベル化学賞を共同受賞した。
	・ヘルベルト・ダットン（Herbert Dutton）は、大豆油の臭気と不快な臭いがリノレン酸に起因することを証明した。この研究により、部分的または選択的水素添加法がこの脂肪酸除去のため広範に使用されるようになった。
1953	・アンセル・キーズ（Ancel Keys）は、集団の心臓病の発症率と総脂肪摂取量が正相関を示す図を発表した。
1955	・トランス脂肪酸は、自然界では、反芻動物にその存在が認められたが、非反芻動物には認められなかった。
1957	・スネ・ベリストローム（Sune Bergström）は、プロスタグランディン（prostaglandin）を最初に単離した。
1960	・ホールマンは、必須脂肪酸欠乏動物には多量のミード酸（$20:3\,\omega9$）が存在することを報告した。

1962	・ホールマンの母は、リノール酸欠乏で死亡した。これはオメガ-6系脂肪酸の初発・親脂肪酸であるリノール酸が、人に必須であるという認識に導いたいくつかの症例のうちの1つであった。
1964	・ホールマンは、異なる系列の不飽和脂肪酸の命名法として、新しい方式を提案した。そして異なる系列の不飽和脂肪酸は、共通の鎖長伸長酵素と不飽和化酵素に対し競合的に働くという仮説をたてた。 ・ベリストロームとダビット・ヴァン・ドルプ（David van Dorp）は、プロスタグランディンが20個の炭素原子をもつアラキドン酸やエイコサペンタエン酸などの脂肪酸から合成されることを明らかにした。
1967	・トウモロコシ油を唯一の脂肪源とする飼料で養殖されたマスは、ショック症候群を発症し、高い死亡率を示した。マスはオメガ-3系脂肪酸が必須であることが認められた最初の動物である。
1968	・マイケル・クローフォード（Michael Crawford）は、家畜動物が野生動物に比べ、飽和脂肪酸量がはるかに多いという事実を示した。
1972	・ハンス・オラフ・バング（Hans Olaf Bang）とヨーン・ダイアバーグ（Jørn Dyerberg）は、エスキモー人が脂肪や脂身が豊富な食事を食べているにもかかわらず、デンマーク人に比べ心臓病発症率や血清コレステロールやトリアシルグリセロールレベルが低いと報告した。 ・クローフォードは、DHAが脳の機能にとって重要であるという事実を最初に示した。
1973	・ウイリアム・ランズ（William Lands）は、オメガ-3系脂肪酸から合成されるプロスタグランディンは、オメガ-6系脂肪酸から合成されるものより、はるかに炎症性が少ないことを報告した。この研究結果により、リウマチ性関節炎、潰瘍性大腸炎、クローン病、月経困難症や他の炎症性疾患の治療に魚油が使用されるようになった。
1975	・ロバート・アンダーソン（Robert Anderson）は、DHAを視細胞の光受容体の重要な成分であることを明らかにした。
1977	・世界保健機関（WHO）から発表された報告書は、乳幼児用調製粉乳の2系列の初発・親脂肪酸と高度不飽和脂肪酸量および、オメガ-6系脂肪酸とオメガ-3系脂肪酸のバランスについて、栄養状態の良い母親から得た母乳に合わせるようにすべきであると結論した。
1978	・バング、ダイアバーグとジョン・ベイン（John Vane）は、エイコサペンタエン酸などオメガ-3系脂肪酸が血栓症や動脈硬化を予防する役割を果たすと示唆した。 ・6歳のシャワナ・ストロベル（Shawna Strobel）は、彼女のベビーシッターの夫に腹部を撃たれた。

1982	・ラルフ・ホールマンと彼の共同研究者らは銃撃によるけが以来、完全非経口栄養だけで生存してきたシャワナ・ストロベルの神経学的症状が、オメガ-3系脂肪酸欠乏により生じたと報告した。オメガ-3系脂肪酸は（マスと同様）、人に必須であると認められてきたが、広くどこにでも存在するこの栄養素による欠乏症が起こる可能性は、ほとんどないと考えられていた。 ・ベリストローム、ベンクト・サムエルソン（Bengt Samuelsson）とベインは、プロスタグランディンに関連した発見に対しノーベル生理学・医学賞を受賞した。
1985	・科学者は、オメガ-6系脂肪酸とオメガ-3系脂肪酸の不均衡がさまざまな疾病と結びついていると考えはじめ、西洋の国々の食料供給状況に疑問を提起しはじめた。
1986	・アルテミス・シモポウロス（Artemis Simopoulos）は、オメガ-3系脂肪酸が種子よりも緑葉に多く、そして栽培植物よりも、スベリヒユのような野生植物の緑葉に多く含まれると報告した。
1987	・レオナード・ストーリエン（Leonard Storlien）は、魚油がラットのインスリン抵抗性と肥満を予防することを見いだした。
1989	・The DART（Diet and Reinfarction Trial；食事と心筋梗塞症再発予防に関する介入試験）やGISSI（Gruppo Italiano per lo Studio della Sopravvivenza nell'Infarto miocardico；心筋梗塞患者再発予防のためのイタリア集団介入試験）などの介入研究により、オメガ-3系脂肪酸が心筋梗塞による再発死亡予防に有効であることが明らかになった。同様な疫学によるコホート調査結果が、後にシカゴ西部電気会社研究やMRFIT（Multiple Risk Factor Intervention Trial；多種危険因子介入研究）やホノルル心臓プログラム研究（Honnolulu Heart Prognam Studies）で報告された。すなわち、1日に少なくとも35gの魚を食べるか、1週間に約1皿の魚を摂取するコホートの心筋梗塞による危険率は有意に低下した。 ・デニス・ホフマン（Dennis Hoffman）は、オメガ-3系脂肪酸添加と非添加の調製粉乳で育てられた乳児の視覚と知力の鋭敏さに、有意な差異があることを見いだした多くの研究者のうちの最初の研究者だった。
1995	・アレキサンダー・リーフ（Alexander Leaf）は、オメガ-3系脂肪酸が不整脈や心臓突然死（急性心停止）も予防することを報告した。
1999	・ジョー・ヒベルン（Joe Hibbeln）とアンドリュー・ストール（Andrew Stoll）は、オメガ-3系脂肪酸摂取量と、うつ病の発症率に負の相関があることと、魚油は、双極性障害患者のそう病とうつ病の発病を低下させることをそれぞれ独立に報告した。

・トニー・ハルバート（Tony Hulbert）とポール・エルセ（Paul Else）は、
動物の生体膜の不飽和度はオメガ-3系脂肪酸とオメガ-6系脂肪酸摂取量
の関数で、これを動物の代謝のペースメーカーであると発表した。この
発見は、ヒトの健康に果たす緑葉と種子の不飽和脂肪酸の役割に新しい
見方を示し、他のすべてのオメガ-3系脂肪酸に関する知見を整理する枠
組みを創出した。

用語説明

アシル基転移酵素（Acyltransferases）

リン脂質を合成する際（リゾリン脂質に）アシル基を組み入れる役割を担う酵素。

アラキドン酸（Arachidonic acid）（図15.1）

（AAまたはARAと略すこともある）：20個の炭素鎖をもつオメガ-6系脂肪酸で全身に存在する。AAは最も強力な炎症性エイコサノイドの供給源である。ヒトを含む多くの動物は、リノール酸からAAを合成できるが、他の動物が合成したAAを摂取することも可能である。特にAAを豊富に含む食品は肉類やその他の動物加工食品である。

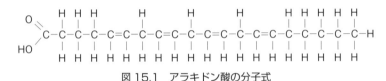

図15.1　アラキドン酸の分子式

アルファ・リノレン酸（ALA；Alpha Linolenic Acid）（図15.2）

18個の炭素鎖をもつ脂肪酸で、必須脂肪酸であるオメガ-3系脂肪酸の初発・親脂肪酸である。植物はALAを光合成と細胞シグナル伝達分子の合成に用いられる。そのため、ALAは主に植物の緑葉に存在し、地球上でもっとも多量に存在する脂肪酸である。また、植物のみがリノール酸に二重結合を加え、アルファ・リノレン酸への変換が可能である。しかし、ヒトを含む多くの動物では、アルファ・リノレン酸をさらに鎖長伸長し、さらに不飽和度の高いエイコサペンタエン酸やDHAに変換が可能である。リノール酸の項も参照されたい。

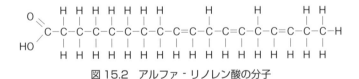

図15.2　アルファ・リノレン酸の分子

エイコサノイド（Eicosanoids）（図15.3 訳者改編）

細胞シグナル伝達分子の一群で、すべてのプロスタグランディン、トロンボキサンおよびロイコトリエンを含む。エイコサノイドは20個の炭素鎖からなる高度不飽和脂肪酸（HUFAs）からサイクロオキシゲナーゼ（COX）またはリポキシゲナーゼ（LOX）酵素の作用により合成される。エイコサノイドは血圧、血液凝固、免疫能、アレルギー反応、生殖、子宮筋収縮、胃液分泌やその他の重要な生理過程に影響を及ぼす。

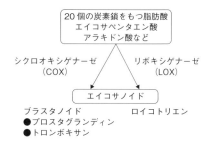

図 15.3　20 個の炭素鎖をもつ脂肪酸からエイコサノイドの生成過程

エイコサペンタエン酸（EPA：Eicosapentaenoic acid）（図 15.4）

　20 個の炭素鎖をもつオメガ-3 系脂肪酸で、最も炎症性の少ないエイコサノイドの供給源である。ヒトを含むほとんどの動物は、アルファ - リノレン酸から EPA を合成することができるが、他の動物がすでに合成した EPA を摂取することもできる。EPA を豊富に含む食べ物は魚介類や魚油やその他の海産食品などである。

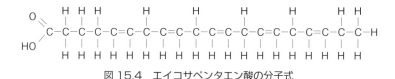

図 15.4　エイコサペンタエン酸の分子式

炎症（Inflammation）

　刺激に対する局所反応で、発赤、発熱、疼痛、腫脹や組織の正常機能の喪失を伴う。これらの局所反応は炎症性エイコサノイドや他のメディエーター（媒介物質）の放出に起因する。

オメガ-3 系脂肪酸（Omega-3s）

　二重結合を最後の炭素から 3 番目と 4 番目の間にもつ、植物の緑葉に由来する多価不飽和脂肪酸の一系列で、1980 年代までオメガ-3 系脂肪酸は必須とは知られていなかった。その時までに、種々の食品加工技術によりオメガ-3 系脂肪酸は、多くの食品からほとんど除去されてしまっていた。古典的な定義による真のオメガ-3 系脂肪酸欠乏は稀であるが、それらの相対的な不足の影響は真の欠乏に匹敵するかもしれない。現在、その影響が欧米で蔓延していると考えられている。

オメガ-6 系脂肪酸（Omega-6s）

　二重結合を最後の炭素から 6 番目と 7 番目の間にもつ多価不飽和脂肪酸の一系列で、オメガ-3 系脂肪酸と、酵素の基質や細胞膜のリン脂質の脂肪酸をめぐり競合する。オメガ-3 系脂肪酸に対するオメガ-6 系脂肪酸の高い比率は多くの人の疾病と関連している。

オメガ-9系脂肪酸（Omega-9s）

オレイン酸を初発とする多価不飽和脂肪酸の一系列で、二重結合を最後の炭素から9番目と10番目の間にもつ。

オレイン酸（Oleic acid）（図15.5）

18個の炭素鎖で1個の二重結合をもつ脂肪酸である。オレイン酸はオリーブ油に豊富に含まれる脂肪酸で、植物だけでなく動物を含むすべての生物で合成することができる。その二重結合が、最後の炭素から9番目と10番目の間にあるので、オメガ-9系脂肪酸として知られている。

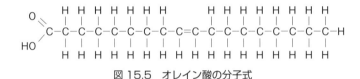

図15.5　オレイン酸の分子式

カノーラ油（Canola oil）

1960年代の終わりから1970年代の初めにカナダで開発された植物油で、米国には1985年に導入された。カノーラ油はナタネ（菜種）のエルシン酸が少ない交雑種から選抜された。エルシン酸は22個の炭素鎖をもつ一価不飽和脂肪酸で、実験動物の心臓に脂肪沈着を起こす脂肪酸として発見されていた。多くのナタネ油は30%以上のエルシン酸を含んでいる。しかし、カノーラ油を採るために使用されるこの種子には、エルシン酸は、わずか0.3から1.2%しか含まれていない。カノーラ油の名称はカナダとオイルを合せて作られた。この油はLEAR（Low erucic acid rapeseed）油とも呼ばれている。この油はかなりの量のアルファ-リノレン酸を含む（しかも飽和脂肪酸量が低く、一価不飽和脂肪酸が多い）ことで知られているが、これらのどの特性も一定していない。そして、大豆油や他の油糧種子と同様に、新しいカノーラナタネの変種がこんにちでも、常に開発されつつある。

気体・液体クロマトグラフィー（Gas-liquid chromatography）

脂肪や組織にある種々の脂肪酸を分離し分析する方法である。それらの脂肪酸は固定相支持体の移動度の違いに基づき分離される（一般的には気・液クロマトグラフィーやガスクロマトグラフィー）。

血小板（Platelets）

血管壁に付着し、血栓または血餅形成のため凝集することができる特殊化した血液細胞の1種。

抗酸化物質（Antioxidants）

フリーラジカル（P161も参照）が細胞損傷を起こす前に、それらを消去する天然由来の化合物。

高度不飽和脂肪酸（HUFAs；Highly unsaturated fatty acids）

　3つ以上の二重結合をもち、少なくとも 20 個以上の炭素鎖をもつ脂肪酸である。生体内で、最も重要な高度不飽和脂肪酸はアラキドン酸、DGLA（dihomo-gamma-linolenic acid；ジホモ - ガンマ - リノレン酸）、エイコサペンタエン酸および DHA である。動物は必須脂肪酸欠乏時にのみ、オレイン酸から高度不飽和脂肪酸のミード酸を合成する。

鎖長伸長酵素（Elongases）

　脂肪酸の鎖長を伸長する酵素である。この酵素は常に一度に2つの炭素原子を加えるので、脂肪酸は常に偶数の炭素鎖をもつ。

酸化（Oxidation）

　化学構造に酸素を加えること。油では酸化により酸敗が起こる。

脂質（Lipid）

　その分子は多くの炭素原子をもつため、水にきわめて溶けにくい物質である。生体組織で最も量の多い脂質は、脂肪あるいはトリアシルグリセロールである。その他に重要な脂質は、コレステロールとリン脂質である。

シス型立体配置（Cis Conformation or Configuration；on this side）（図 15.6）

　2つの水素原子が炭素分子の同じ側にある二重結合で分子にねじれ、あるいは屈曲を形成し、その分子の融点（分子が固体から液体に移る温度）を劇的に低下させる。自然界に存在する大部分の脂肪酸のすべての二重結合はシス型（図15.6）である。

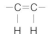

図 15.6　二重結合で2つの水素原子が炭素分子の同じ側にあるもの

脂肪（Fats）

　貯蔵や輸送に使われる脂肪酸の一形態である。それらは水に不溶で、1つのグリセロール分子に3分子の脂肪酸が結合してつくられる。脂肪はそれらを構成する主な脂肪酸が、飽和脂肪酸か不飽和脂肪酸かによって、固体にも液体にもなり得る。バターやラードやココナッツ油には多くの飽和脂肪酸が含まれる。植物油や魚油には多くの不飽和脂肪酸が含まれる。トリアシルグリセロールの項も参照されたい。

脂肪酸（Fatty acid）

　弱酸性のカルボン酸に炭素と水素が鎖状に結合した物質である。脂肪酸の酸性部分は、脂肪酸がグリセロールと2つの他の脂肪酸と結合しトリアシルグリセロール、つまり脂肪分子をつくる際に失われる。生体組織の脂肪酸は、大部分16 個から 22 個の炭素鎖と 0 から 6 個の二重結合をもつ。パルミチン酸はパーム油や動物性脂肪の重要な成分で、16 個の炭素鎖のすべてが飽和されている。ス

テアリン酸、オレイン酸、リノール酸やアルファ‐リノレン酸はすべて18個の炭素鎖をもち、二重結合をステアリン酸は0個、オレイン酸は1個、リノール酸は2個、アルファ‐リノレン酸は3個それぞれもっている。オレイン酸は、オリーブ油の主要な脂肪酸で、動物組織にも最も多量に存在する。アルファ‐リノレン酸は植物組織に最も多量に存在する（したがって世界で最も多量に存在する）。そして、DHAはほぼすべての動物組織で最も長く、最も不飽和度の高い脂肪酸である。

水素添加（Hydrogenation）

多価不飽和脂肪酸を含む植物油や魚油のすべての二重結合に水素を添加し、固形（飽和）脂肪に化学変換する方法である。この製法には、金属触媒の存在を必要とし、19世紀と20世紀の変わり目に発明された。

生体膜（Membranes）（図15.7）

100万分の1cmの厚さの被膜で、細胞や細胞小器官の成分をその内に取り囲む。細胞膜は細胞の内と外との物質の動きを制御する。生体膜に埋め込まれたタンパク質は、大部分の細胞の機能を担う。あらゆる生体膜の基本骨格はリン脂質の二重層を形成し、リン酸基頭部を外側に向け、脂肪酸の尾部は中間に埋め込まれる。二分子層を形成するリン脂質の特性は、その分子構造に内蔵されている。図15.7は、眼の桿体細胞（視細胞の一種）の高度不飽和脂肪酸膜の断面図である（D. C. ミッチェル、K . ガウリッシュ、B. J. リットマンとN. セーレム、Jr. ら、"なぜドコサヘキサエン酸は神経系機能に必須なのか？"を改編した）。*(D. C. Mitchell, K. Gawrisch, B. J. Litman, and N. Salem, Jr., et al., "Why is docosahexaenoic acid essential for nervous system function?" Biochemical Society Transaction 26（1998）：368)*

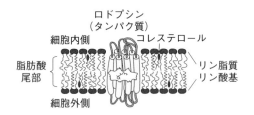

図15.7　桿体細胞の高度不飽和脂肪酸膜の断面図

生体膜のペースメーカー理論（Pacemaker theory）

（漏泄性膜仮説ともいう）動物のエネルギー代謝率がその細胞膜の不飽和脂肪酸の種類と数により決定されるという理論（仮説）。

多価不飽和脂肪酸（PUFAs；Polyunsaturated fatty acids）

少なくとも2個の二重結合をもつ脂肪酸。

ドコサヘキサエン酸（DHA；Docosahexaenoic acid）（図 15.8）

　22 個の炭素鎖をもつオメガ-3 系脂肪酸で、生体の最も活発な組織である脳、眼、心臓に最も多量に存在する。22 個の炭素と 6 つの二重結合をもつ DHA は、ほとんどの生命体に存在する物質の中で、最も長鎖で最も不飽和度の高い脂肪酸になる。ヒトを含むほとんどの動物は、アルファ - リノレン酸やエイコサペンタエン酸から DHA を合成することができるが、他の動物がすでに合成した DHA も摂取することができる。DHA を豊富に含む食べ物は、脳や魚介類や魚油やある種の海藻類を含むその他の海産食品がある。

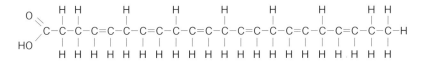

図 15.8　ドコサヘキサエン酸の分子式

トランス型立体配置（Trans Conformation or Configuration）（図 15.9）

　2 つの水素原子が炭素分子の反対側にある二重結合。トランス結合は炭化水素をより直線的なジグザグ構造をとらせ、固体から液体になる温度（融点）を劇的に上昇させる。トランス型脂肪酸は脂肪の部分水素添加の操作過程で生じるが、反芻動物の第 1 胃、2 胃中の微生物によってもつくられ、自然界にも少量、バターその他の乳製品に存在する。

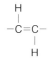

図 15.9　2 つの水素原子が炭素分子の反対側にある二重結合

トリアシルグリセロール（Triacylglycerols）（図 15.10）

　脂肪の専門用語で食品中の脂肪や油の主な成分。2 つ以上の飽和脂肪酸をもつトリアシルグリセロールは、バターや豚脂やココナッツ油のような室温で固体の脂肪を形成する。2 つ以上の不飽和脂肪酸をもつトリアシルグリセロールは、植物油や魚油のような室温で液体の脂肪を形成する。図 15.12 は 3 つの飽和脂肪酸からなるトリアシルグリセロールを示す。

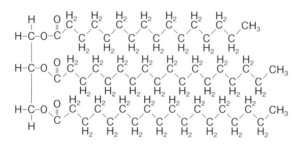

図 15.10　トリアシルグリセロール
(1- パルミトイル -2,3- ビスステアロイルグリセロール) の構造式

トロンボキサン (Thromboxane)

　プロスタグランディンの中間生成物から合成されるエイコサノイドで、血小板の凝集や筋肉の収縮を起こす。

二重結合 (Double bond)

　2つの炭素原子間で (1対ではなく) 2対の電子を共有する化学結合である。炭素原子間で二重結合がつくられると、それらの炭素原子は共有する2対の電子と同じ数の電子を水素原子と共有できないので、その結合は不飽和結合とよばれる。

必須脂肪酸 (Essential fatty acids)

　動物が自ら合成することはできないが、健康には必要とされる脂肪酸で、アルファ - リノレン酸とリノール酸が含まれる。AA、EPA と DHA も健康には必須であるが、動物はアルファ - リノレン酸やリノール酸からこれらを合成することができるので、時にこれらの長鎖脂肪酸を条件付き必須脂肪酸と呼ぶことがある。

不整脈；(Arrhythmia)

　心筋の調和のとれたリズミカルな拍動の乱れ。

部分水素添加法 (Partial hydrogenation)

　多価不飽和脂肪酸の一部の二重結合のみを水素添加し、他の二重結合をそのまま、もしくはトランス型に変換する化学操作法で選択的水素化法としても知られている。部分水素添加法により、油中のアルファ - リノレン酸は除去されるが、ほとんどのリノール酸は残る。

不飽和化 (Desaturation)

　2つの炭素原子間に二重結合をつくるため、水素原子を取り去ること。不飽和結合も参照されたい。

不飽和化酵素（Desaturase）

　脂肪酸上の特定の位置に二重結合を導入する酵素である。植物しかデルタ-12とデルタ-15の不飽和化酵素をもっていないので（12番目または15番目の炭素の前に二重結合を加える、つまり後ろから6番目と3番目に二重結合を加えることにより）、オレイン酸をリノール酸に、リノール酸をアルファ-リノレン酸に変換できる。動物とある種の植物は、デルタ-5とデルタ-6とデルタ-9の不飽和化酵素をもつ。

不飽和結合（Unsaturated bond）

　炭素化合物の2つの炭素間の二重結合をいう。これらの炭素原子は水素原子ですべて飽和されていないので、こうした結合を不飽和結合という。

フリーラジカル（Free radicals）

　非常に反応性に富む分子で、周囲の分子を変性または破壊することができ、抗酸化物質によって抑制される。生体組織でのフリーラジカル反応は、癌や動脈硬化を発症させる原因となることがあり、食品でのさまざまなフリーラジカル反応は、食品の酸敗臭や味や色を損なう原因になる。

プロスタグランディン（Prostaglandin）

　20個の炭素鎖をもつ高度不飽和脂肪酸に、シクロオキシゲナーゼ（COX）酵素が作用し合成されるエイコサノイドの1種。

プロスタサイクリン（Prostacyclin）

　血管内皮細胞で合成され、血栓形成傾向を減殺するプロスタグランディンの1種。

飽和脂肪酸（Saturated fatty acids）

　炭素間のすべての結合が水素原子で完全に飽和されている脂肪酸、つまり二重結合がない脂肪酸。

ホスホリパーゼ（Phospholipases）

　生体膜のリン脂質から脂肪酸を切り出す酵素で、それらの脂肪酸はエイコサノイドに変換される（ホスフォリパーゼ A_2）。

ミード酸（Mead's acid）

　高度不飽和脂肪酸（HUFAs）の項を参照されたい。

葉緑体（Chloroplast）（図 15.11）

　植物細胞内に存在する特殊な構造物で、膜が積み重なった構造をもつ。その中には光合成に関与する多くのタンパク質が埋め込まれている。チラコイド膜と呼ばれる膜は、地球上で最も多量に存在する構造である。したがって、その主要な脂肪酸であるアルファ-リノレン酸は、最も多量に存在する脂肪酸である。図15.11はタバコ（ナス科植物）の葉細胞中に存在する多くの葉緑体の中の一つの電子顕微鏡写真である。この写真はリチャード・マカヴォイ（Richard McAvoy）とマリア・コダコブスカヤ（Mariya Khodakovskaya）のご厚意による。

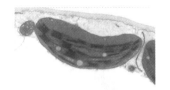

図 15.11　タバコ植物葉の細胞中に存在する一つの葉緑体の電子顕微鏡写真

リノール酸（Linoleic acid）（図 15.12）

　18 個の炭素鎖と 2 つの二重結合をもつ脂肪酸で、必須脂肪酸であるオメガ-6 系脂肪酸の初発・親脂肪酸である。植物はほとんどの脂肪酸をリノール酸として種子に貯蔵し、発芽時にアルファ‐リノレン酸に変換する。種子の油の食用利用の増加に伴い、米国や他の西欧諸国では、食品にアルファ‐リノレン酸よりリノール酸が、さらに広く行き渡るようになった。

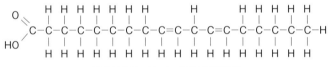

図 15.12　リノール酸の分子式

リノレン酸（Linolenic acid）

　3 つの二重結合をもつ幾つかの脂肪酸をいずれもリノレン酸という。アルファ‐リノレン酸はオメガ-3 系脂肪酸の初発・親脂肪酸で、最も広く存在するリノレン酸の形である。しかし、オメガ-6 系脂肪酸由来のいくつかの形も存在する。アルファ‐リノレン酸の項も参照されたい。

リポタンパク質（Lipoprotein）

　生体組織によって用いられる脂質とタンパク質の複合体をいう。血液中のリポタンパク質は全身に脂肪を運ぶ。非極性の脂肪とコレステロールはこれらの複合体の内側に入り、水溶性の血液成分から遮蔽される。タンパク質や極性のある脂質（リン脂質を含む）は外層部を形成する。これらのタンパク質と細胞表面のタンパク質や血液中の酵素の相互作用により、リポタンパク質にトリアシルグリセロールやコレステロールが積み込まれるか、それから降ろされるかが決定される。高密度リポタンパク質（HDL）は生体組織からコレステロールを集め、肝臓に返送される。低密度リポタンパク質（LDL）は肝臓からコレステロールを全身の細胞に運ぶ。

リン脂質（Phospholipids）

　細胞膜の主要な成分であるリン脂質はトリアシルグリセロールと似ているが、極性のあるリン酸基が、3つの脂肪酸の1つと入れ替わっている。そのため、リン脂質は水に不溶な部分と水に可溶な部分をもち、生体膜を構成する二重層の自発的な形成を引き起こす。

ロイコトリエン（LTs；Leukotriens）

　20個の炭素鎖をもつ高度不飽和脂肪酸にリポキシゲナーゼ（LOX）が作用して作られるエイコサノイドの一種。（エイコサノイドの項も参照されたい。）

注釈と参考文献

　本書は自分自身の体験やオメガ-3系脂肪酸の研究者に著者が直接インタビューし、多くの参考文献に基づき記述した。本文中にこれらの出典を述べることで、本文がわかりにくくなるような場合には、それらの説明や参考文献として以下に記載した。なお、ページの後の ℓt（line from the top）は上から何行目、ℓb（line from the bottom）は下から何行目を意味する。

第1章　私たちはいったい何を食べれば良いのだろうか？
P.5 ℓb5　DHA、この速変わり芸人は

　多価不飽和脂肪酸のシス形の二重結合は、炭素の二重結合上の水素間の斥力（反発力）の結果、飽和脂肪酸の単結合に比べ、より堅固で明らかに自由度が少なくなる。このことを知っている読者は、素早く変化する達人としてふるまうDHAを理解することには困惑させられるかもしれない。しかし、ごく最近の核磁気共鳴法や他の技術の使用により、DHAの新たなさらに正確な事実が明らかになった。この柔軟性を説明するため、米国国立衛生研究所の生体膜生物化学・生物物理研究室のクラウス・ガウリシュは二重結合間の炭素－炭素結合周辺を回転するポテンシャル障壁のきわめて低い可能性を指摘した。これらの二重結合間の性質は、DHAや他の多価不飽和脂肪酸が、大きなエネルギーを消費することなく、素早く構造変化することを可能にする。

・William Stillwell and Stephen R. Wassall, "Docosahexaenoic acid: Membrane properties of a unique fatty acid," *Chemistry and Physics of Lipids*, 126 (2003)：1-27., 次の文献も参照されたい。

・D.C. Mitchell, K. Gawrish, B. J. Litman, and N. Salem, Jr., "Why is Docosahexaenoic acid essential for nervous system function?" *Biochemical Society Transactions*, 26 (1998)：365-70.

P.8 ℓt7　そして、この稀なことを

　筆者は、オメガ-3系脂肪酸欠乏に関連する疾病を報告する数千を数える研究をあげるつもりはない。そのリストは増え続け長くなりすぎる。その領域の全体像とより詳細な参考文献を知りたいのなら以下の著書を参照されたい。

・Andrew Stoll, *The omega-3 connection* (New York: Simon and Schuster, 2001),

・William Lands, *Fish and Human Health* (Orlando, Fla.: Academic Press, 1986),

・Artemis Simopoulos and Jo Robinson, *The Omega Plan*（New York: Harper Collins, 1998）.

他の卓越した情報供給源は次の論文や、下のウェブサイトにもある。

・William E. Connor's "Importance of n-3 Fatty Acids in Health and Disease," *American Journal of Clinical Nutrition*, 71（2000）: 171S-175S, and

・The Power-Pak program for pharmacists, physicians, nurses, and dieticians written by Doug Bibus and released August 1, 2001; Omega-3s: Implications in Human Health and Disease（for availability, contact Power-Pak at www.power-pak.com）.

ランド研究所は、オメガ-3系脂肪酸はいかなる癌の発症率とも有意な関連が認められないと 2006 年 1 月に *Journal of American Medical Association* に発表したが、やはり、筆者は、オメガ-3系脂肪酸不足とある種の癌が関連をもつという論文を支持する。この研究も、特定な脂肪酸の健康や病気への役割を明らかにしようとする多くの試みと同様、他の異なる脂肪酸との競合的相互作用を考慮することや、どの脂肪酸も他の脂肪酸と無関係に試験することができないという認識が不足していた。この理由のため、多くの疫学研究や動物実験研究で、高比率の食事（餌）中オメガ-3系脂肪酸とある種の癌の低い発症率が著しい関連を示すことは、非常に重要である。疫学研究の知見は、食物摂取全体の長期影響を反映しており、動物実験はエサの正確な管理が可能である。実験研究ではオメガ-3系脂肪酸の癌増殖を抑える実際の機構を明らかにしている。これらの実験研究のいくつかは後の章で考察される。

・Catherine H. MacLean et al., "Effect of Omega-3 Fatty Acid on Cancer Risk," *Journal of American Medical Association*, 295; 403-415（2006）.

P.9 ℓb1 ～ P.10 ℓt1　しかし、…特定の脂肪酸がエネルギー代謝を下げることを知った時であり、

・A. J. Hulbert, N. Turner, L. H. Storlien, and P. L. Else, "Dietary Fats and Membrane Function: Implications for Metabolism and Disease," *Biological Reviews*, 80（2005）: 155-69.

P.11 ℓt15　その新しく開発された品種の油

典型的な大豆は、約 7％のアルファ - リノレン酸を含む油を産生する。アイオワ州立大学の研究者によって開発された新しい品種から製造される油にはアルファ - リノレン酸がわずか 1％しか含まれていない。大学の広報担当者は、この油が遺伝子組み換えではなく、従来の交配で開発され、食料供給におけるトランス型脂肪酸量を減らすことに寄与すると自慢していたが、その油のオメガ-3系脂肪酸量も減ることについては、

一言も述べていない。

・Walter Fehr, "New Soybean Oil Eliminates Need for Hydrogenation and Cuts Trans Fats", Ag Decision Maker Newsletter, November 2003, www.extension. iastate.edu/articles/others/FehrNovo3.htm（accessed January 7, 2005））.

　カノーラ油を生産するために用いられるナタネの品種は一般的に 8 ～ 10%のアルファ - リノレン酸を含むが、新種の一つにはわずか 3%しか含まれていない。

・R. K. Downey, "Canola: A Quality Brassica Oilseed," in *Advances in New Crops: Proceedings of the First National Symposium NEW CROPS, Research, Development, Economics, Indianapolis, Indiana*, October 23-26, 1988, ed. Jules Janick and James E. Simon（Portland, OR: Timber Press, 1990）, 211-17.

　以下の論文も参照されたい。

・"Researchers Report Gains in Hunt for Low-Linolenic Soybeans," *Journal of the American Oil Chemists Society*, 59（1982）: 882A-884A.

P.11 ℓb1 ～ P.12 ℓt1　商業魚種の 70%以上が…獲り過ぎまたは絶滅の危機にあるといわれる時に

・William J. Broad and Andrew C. Revkin, "Has the Sea Given Up Its Bounty?" *Science Times*, July 29, 2003, F1.

P.12 ℓt14　彼らは…欧米諸国の人々のオメガ - 3 系脂肪酸量が著しく減少していることを示すデータを集め

・P. M. Kris-Etherton et al., "Poly- unsaturated Fatty Acids in the Food Chain in the United States," *American Journal of Clinical Nutrition*, 71（2000）: 179S-188S.

P.12 ℓb6

　DHA 濃度が 2 番目に高い生体組織は精子である。精子の DHA 濃度は高い。そのため、1950 年代以来、人の精子密度が、1ml の精液中数百万匹に低下しているとの報告が、供給食料の変化と関連しているのではないかという疑問を提起した。人精子の DHA レベルと運動性には関連性があるという一つの論文がある。しかし、この重要な問題は、これからさらに研究する価値がある。（精子濃度の基準値は 2000 万／ml 以上：訳者注）

・N. M. Gulaya et al., "Phospholipid Composition of Human Sperm and Seminal Plasma in Relation to Sperm Fertility," *Archives of Andrology*, 46（2001）: 169-75.

P.13 ℓt7

ハチドリとガラガラ蛇に関するデータはコーネル大学の生物学者の研究結果である。彼らは上記のオーストラリアの研究者であるトニー・フルベルトとパウル・エルゼの仮説検証に興味を持ち、給餌器その他の場所で死骸で発見されたハチドリを用いた。次の文献を参照されたい。

・Juan P. Infante, Ryan C. Kirwan, and J. Thomas Brenna, "High Levels of Docosahexaenoic acid (22: 6 n-3) -Containing Phospholipids in High-Frequency Contraction Muscles of Hummingbirds and Rattlesnakes," *Comparative Biochemistry and Physiology,* Part B, 130 (2001): 291-98.

P.13 ℓb5

マーモットの知見は以下のバネッサ・L・ヒルとグレゴリー・L・フローラントの論文を参照した。

・Vanessa L. Hill and Gregory L Florant, "The Effect of a Linseed Oil Diet on Hibernation in Yellow-Bellied Marmots (*Marmota flaviventris*)," *Physiology and Behavior,* 68 (2000): E744-51.

P.12 ℓb1 ～ P.13 ℓt3

そして、この研究に参加したトレーニングした若者とトレーニングしていない若者との比較では、両者とも同じ食事をしていたので、筋肉中のDHA濃度の差異は、トレーニングされた筋肉繊維の、この長くてきわめてアクティブな脂肪酸に対する、ある種の嗜好性、つまり選択性の結果である。スポーツ競技者に関する知見はアンダーソンらの論文を参照した。

・Agneta Andersson, Anders Sjodin, Anu Hedman, Roger Olsson, and Bengt Vessby, "Fatty Acid Profile of Skeletal Muscle Phospholipids in Trained and Untrained Young Men," *American Journal of Physiological Endocrinology and Metabolism,* 279 (2000): E744-51.

P.13 ℓt3

ピマ・インディアンの研究はパンらの論文を参照した。

・David P. Pan, Stephen Lilloja, Micheal R Milner, Amandia D. Kriketos, Louise A. Baur, Clifton Bogardus, and L. H. Storlien, "Skeletal Muscle Membrane Lipid Composition Is Related to Adiposity and Insulin Action," *Journal of Clinical Investigation,* 96 (1995): 2802-8.

第2章　グリーンランドへの遠征調査

P.16 ℓb7　想像力豊かな記述に、水産業界は元気づけられている。

・Ancel Keys, Joseph T. Anderson, and Francisco Grande, " 'Essential' Fatty Acids, Degree of Unsaturation, and Effect of Corn (Maize) Oil on the Serum Cholesterol Level in Man," *Lancet,* January 12, 1957, p.66.

P.18 ℓt9　結局計5回の…その最初の調査で

　私たちはデンマークを、魚食国家と考えがちであるが、デンマークは豚や豚肉を他のどの国よりも多く生産している。そのため、デンマークの国民的な軽食はホットドッグ（ソーセージ）である。デンマークの魚のほとんどはヒトの食用ではなく、家畜飼養のための魚粉飼料に加工される。そして、魚油の多くは、つい最近まで水素添加されマーガリンやショートニングに加工されていた。

P.21 ℓt5　…ランセット誌の論文で、…

・H. O. Bang, J. Dyerberg, and Aase Brondum Nielsen, "Plasma Lipid and Lipoprotein Pattern in Greenlandic West-Coast Eskimos," *Lancet,* June 5, 1971, pp.1143-46; quotations, 1145.

　次の文献も参照下されたい。

・H. O. Bang, Jorn Dyerberg, "Plasma Lipid and Lipoprotein Pattern in Greenlandic West-Coast Eskimos," *Acta Medica Scandinavica,* 192 (1972) : 85-94.

P.23 ℓt5　ダイアバーグとバングが…すべての種類の脂肪酸を分離し測定した時、

・J. Dyerberg, and H. O. Bang, and N. Hjorne, "Fatty Acid Composition of the Plasma Lipids in Greenland Eskimos," *American Journal of Clinical Nutrition,* 28 (1975) : 958-66.

第3章　いかにしてオメガと命名されたか

P.26 ℓt10　しかし、ダイアバーグはデンマークに、ある認識をもって帰らなかった。

・Ralph T. Holman, "Nutritional and Metabolic Interrelations between Fatty Acids," *Federal Proceedings,* 23 (1964) : 1067.

P.27 ℓb1　もし脂肪欠乏ラットに少量の適切な脂肪が与えられると、

・George O. Burr and Mildred M. Burr, "A New Deficiency Disease Produced by the Rigid Exclusion of Fat from the Diet," *Journal of Biological Chemistry*, 82（1929）: 345-367.

　次のバー夫妻の論文も参照のこと

・"On the Nature and Role of the Fatty acids Essential in Nutrition," *Journal of Biological Chemistry*, 86（1930）: 587-621.

P.29 ℓt2　３つの二重結合をもつ脂肪酸、

　バー夫妻は、最初の論文ではリノレン酸も必須脂肪酸の可能性があると述べていたが、その後、それを却下した。ところが、その可能性はついこんにちに至るまで紛糾していた。リノレン酸は一般的、あるいは通常は３つの二重結合をもつ脂肪酸の総称である。それは特定の脂肪酸を明示しておらず、バー夫妻も当時の最新手法をもってしても、脂肪酸の鎖長も二重結合の位置も決定することができなかった。現在では、バー夫妻の初期の論文でいうリノレン酸はアルファ‐リノレン酸ではなく、時に二つの他系列のリノレン酸と言われることもある。その二つの他の形のリノレン酸は、オメガ-6系脂肪酸に属し、リノール酸からアラキドン酸までの中間代謝産物のガンマ‐リノレン酸とジホモガンマ‐リノレン酸である。しかし、これは、正しいはずがない。なぜなら亜麻仁油にはこれらの二つの形のどちらのリノレン酸も含んでいないからである。亜麻仁（亜麻種子とも呼ばれるが）は、ほとんどの陸上の植物のように、リノール酸またはアルファ‐リノレン酸に二重結合を付加するために必要な、いわゆる、デルタ-6不飽和化酵素を有していない。

・Ralph T. Holman, "George O. Burr and the Discovery of Essential Fatty acids," *Journal of Nutrition*, 118（1988）: 535-40.

・George O. Burr, "The Essential Fatty acids Fifty Years Ago," in *Golden Jubilee International Congress on Essential Fatty acids and Prostaglandins*, ed. Ralph T. Holman（Oxford: Pergamon Press, 1981）,（*Progress in Lipid Res.*, vol20（1981）27-29）.

P.29 ℓb5　バー夫妻のボランティアとしてこの実験に参加したのは、

・William Redman Brown, Arild Edsten Hansen, George Oswald Burr, and Irvine McQuarrie, "Effects of Prolonged Use of Extremely Low-Fat Diet on an Adult Human Subject", *Journal of Nutrition*, 16（1938）: 511-24.

P.30 ℓb7　ジョージ・バーに1938年以来、資金提供してきたホーメル社は、

　1938年に、ホーメル社の最高経営責任者であるジェイ・ホーメル氏は、ミネソタ大

学と協定を結び、食品科学領域の4人の教授にそれぞれ、年間、2万5,000ドルを提供し友援した。

P.31 ℓb11　他のすべての脂肪酸とは異なり、

・R. Schoenheimer and D. Rittenberg, *Physiological Reviews,* 20（1940）: 218.

P.31 ℓb2　魚油のトリアシルグリセロールには…

　読者の中には、一見、単一物質で、これといった味のない、脂肪や油という物質に、なぜこれほど多くの違った脂肪酸が含まれているのか不思議に思っている方もいるかもしれない。科学者もその理由はわからないが、この脂肪酸の多様性が結晶化を防止するというのが、学界の最も良い仮説である。実は、結晶化はまさにホールマンが成し遂げようとしてきたことそのものであった。「結晶は物質に穴を開けるので、細胞には都合が悪い」と世界一流、魚類生物学者の一人であるロバート・アックマンは述べている。「脂肪酸を混合すると、この結晶化が起こる危険性は、はるかに低くなる。これは、魚類でも、特に冷水に棲む魚が、どの生物種よりも、なぜ最も多数の異なる脂肪酸とトリアシルグリセロールを有しているかをおそらく説明できるだろう。魚油は何十もの脂肪酸からなり、トリアシルグリセロールは数千種類もある。」とアックマンは続けた。

P.33 ℓt2　多価不飽和脂肪酸は、処理中に変化することなく結晶化させることが困難なため、

　多価不飽和脂肪酸を分離精製するホールマンの技術は、現在もなお、多くが使用されている。

P.36 ℓt11　ハンセンとホールマンは、必須脂肪酸欠乏の最適で、最もわかりやすい指標

・Ralph T. Holman, "ω-3 and ω-6 Essential Fatty Acid Status in Human Health and Disease," in *Handbook of Essential Fatty Acid Biology: Biochemistry, Physiology, and Behavioral Neurobiology*, ed. Shlomo Yehuda and David I. Mostofsky（Totowa, N.J.: Humana Press, 1997), 139-82.,
次の文献も参照されたい。

・Ralph T. Holman, "The Slow Discovery of the Importance of ω-3 Essential Fatty Acid in Human Health: Evolution of Ideas about the Nutritional Value of Dietary Fat," *Journal of Nutrition,* 128, suppl. 2（1998）: 427S-433S.

・A. E. Hansen et al., "Essential Fatty Acid in Human Nutrition III. Clinical Manifestations of Linoleic Acid Deficiency," *Journal of Nutrition,* 66（1958）:

564-70.

P.37 ℓt14　今回、彼とモルハウアーは 2 系列の親脂肪酸を…

脂肪酸はうまく保存できないので、ホールマンとモルハウアーは、実際にはラットの餌に脂肪酸のメチルエステル（リノール酸メチルエステルやリノレン酸メチルエステルなど）を用いた。脂肪酸のメチルエステルは脂肪酸とほとんどの点で等価であるので、筆者はこれらの余計な専門的用語の追加により生ずる混乱を避けた。

P.37 ℓb3　ホールマンが最終的に選択した説明は、

脂肪酸を不飽和化し鎖長延長する酵素（鎖長延長酵素と不飽和化酵素）の存在は、最初は純然たる仮説であったが、後に、一つの酵素を除き、すべて物質的証拠が示され証明された。それは DHA 合成の最終段階を触媒すると考えられている酵素で、いわゆるデルタ -4 不飽和化酵素と呼ばれている。DHA 合成は、当初、仮説として考えられていたよりも、さらに複雑な過程であることが結局判明した。それは数個の新たな追加ステップと、細胞小器官であるペルオキシゾームが含まれる。ペルオキシゾームにはデルタ -4 不飽和化酵素は存在しない。

＊デルタ（Δ）は二重結合を表す。数字はカルボキシ基から何番目に二重結合があるかを示したもの

P.40 ℓb11　ホールマンとモルハウアーは、スウェーデンの雑誌の投稿論文に、この新しい命名法を…紹介した。

・Ralph T. Holman and Hans Mohrhauer, "A Hypothesis Involving Competitive Inhibitions in the Metabolism of Polyunsaturated Fatty Acids," *Acta Chemica Scandinavica*, 179 （1963）： S84n.

P.41 ℓt1　ジャーナル・オブ・リピッド・リサーチの論文脚注で

・Joseph J. Rahm and Ralph T. Holman, "The Relationship of Single Dietary Polyunsaturated Fatty Acids to Fatty Acid Composition of Lipids from Subcellular Particles of Liver," *Journal of Lipid Research*, 5 （1964）： 169n.

第 4 章　ムッシュー・コレステロール

P.44 ℓt4　彼の名はアンセル・キーズ、……

William Hoffman, "Meet Monsieur Cholesterol," University of Minnesota Update, Winter 1979, at http://mbbnet.umn.edu/hoff/hoff_ak.html （accessed October 1, 2005）.

P.45 ℓt11　1950年代後半に、彼は大規模で影響力のある7カ国研究の先頭に立ち、

・Ancel Keys et al., *Seven Countries: A Multivariate Analysis of Death and Coronary Heart Disease* (Cambridge, Mass.: Harvard University Press, 1980).

P.46 ℓt2　飢餓状態にある人びとに民主主義を教えることはできない。

William Hoffman, "Meet Monsieur Cholesterol," University of Minnesota Update,

上記に同じ

P.46 ℓt7　別の集団では、誰もが予測しなかった、この戦争からのプラスの恩恵を経験した

・Haqvin Malmros, "The Relation of Nutrition to Health," *Acta Medica Scandinavica*, suppl. 245 (1950)：137-53.,

・Axel Strom and R. Adelsten Jensen, "Mortality from Circulatory Disease in Norway 1940-1954," *Lancet,* January 20, 1951, pp.126-29.

・J. O. Leibowitz, *The History of Coronary Heart Disease* (London: Wellcome Institute of the History of Medicine, 1970).

P.46 ℓb1　確かに、初期のいくつかの報告には、

・I. Snapper, *Chinese Lessons to Western Medicine: A Contribution to Geographical Medicine from the Clinics of Peiping Union Medical College,* 2nd ed. (New York: Grune and Stratton, 1965), 9-31, 158, 337-79.

P.48 ℓt1　しかし、キーズの実験では、人にコレステロールを食べさせても

・Ancel Keys, "Atherosclerosis: A Problem in Newer Public Health," *Journal of Mt. Sinai Hospital,* 20 (1953)：125.

P.48 ℓt10　キーズは、さまざまな国の食事脂肪量を調査し、

上記に同じ，134

P.48 ℓb2　直線ではなく鹿弾の散乱銃が当たったような一画面

この注目すべき類比はフィラデルフィア、ウイスター研究所、ダビット・クリチェブスキーの言葉を引用した。

P.49 ℓt1　しかし、原著の6つの国の選択は、理由が何であろうとも、

・J. Yerushalmy and Herman E. Hilleboe, "Fat in the Diet and Mortality from Heart Disease," *New York State Journal of Medicine,* July 15, 1957, p.2346.

P.49 ℓt8　キーズは最初、飽和脂肪酸と不飽和脂肪酸の影響を区別すること すらしていなかった。

　エド・アーレンズの初期の仕事と、異なる脂肪酸の影響をめぐる混乱を記した良 い総説は、以下の論文に述べられている。アーレンズの慎重さと思慮深さに対して、 キーズの独断的という異なる文体が、明白に彼らの論文に表われている。そして、各 人によって書かれた論文は、キーズの個性がいかにこの領域を形作ったかを感じ取る ために読む価値がある。

・Ahrens EH jr "Seminar on Atherosclerosis: Nutritional Factors and Serum Lipid Levels," *American Journal of Medicine,* 23 (1957): 928-52.

P.49 ℓb11　魚油摂取のため、エスキモー人には冠状動脈疾患がみられず、 ノルウェー人には稀であるという想像力豊かな記述に、水産業界は元気づけら れる、

・Ancel Keys, Joseph T. Anderson, and Francisco Grande, " 'Essential' Fatty Acids, Degree of Unsaturation, and Effect of Corn (Maize) Oil on the Serum-Cholesterol Level in Man," *Lancet,* January 12, 1957, p.66.

P.50 ℓb1 ～ P.51 ℓt1　しかし、この間の米国の飽和脂肪摂取量を示す脂肪 エネルギー比率は、

　これらのデータは以下の書籍に記載されている。

・*Diet and Health: Implications for Reducing Chronic Disease List* (Washington, D.C.: National Academy Press, 1989), 56：それらのもとのデータは、R. M. Marstonの未発表データを参照した。(United States Department of Agriculture/ Human Nutrition Information Service, 1986).

第5章　魚類の油脂

P.52 ℓb5　ダイアバーグとバングは、1972年に実施した2回目のグリーン ランド遠征調査において、

・H. O. Bang, J. Dyerberg, and N. Hjorne, "The Composition of Food Consumed by Greenland Eskimos," *Acta Medica Scandinavica,* 200 (1976): 69-73.,

・H. O. Bang, J. Dyerberg, and H. M. Sinclair, "The Composition of the Eskimo Food in North Western Greenland," *American Journal of Clinical Nutrition,* 33 (1980): 2657-61.

P.53 ℓt12　1976 年当時の米国での有力な意見であった

　ギオ・ゴリ博士：栄養とヒトの栄養素必要量に関する上院特別委員会、食物に起因する命に関わる疾病、94 回国会第二会期聴問の写し、6 月 28 日、1976 年、p.182.

・Dr. Gio Gori, transcript of the hearings before the U.S. Senate Select Committee on Nutrition and Human Needs, *Diet Related to Killer Diseases*, 94th Cong., 2nd sess., July 28, 1976, p.182.

P.53 ℓb12　ランセット誌に発表した。しかし、その 6 年後の 1984 年、

・"Lowering Blood Cholesterol to Prevent Heart Disease," *NIH Consensus Development Conference Statement 5*, no.7 (December 10-12, 1984): 1-11; online at http://consensus.nih.gov/cons/047/047_statement.htm (accessed October 6, 2003).

　次の文献も参照されたい。

・J. Dyerberg, H. O. Bang, E. Stoffersen, S. Moncada, and J. R. Vane, "Eicosapentaenoic Acid and Prevention of Thrombosis and Atherosclerosis?" *Lancet*, July 15, 1978, pp.117-19.

P.55 ℓt1　キーズは、……2 つの集団間の血清コレステロールレベルの差を算出する推定式を発表していた。

・Ancel Keys, J. T. Anderson, and F. Grande, "Serum Cholesterol Response to Change in the Diet," *Metabolism*, 14 (1965): 776.

P.55 ℓb11　バングとダイアバーグは、…DHA とエイコサペンタエン酸は…とても重要かもしれない。

・H. O. Bang, J. Dyerberg, and N. Hjorne, "The Composition of Food Consumed by Greenland Eskimos," *Acta Medica Scandinavica*, 200 (1976): 69-73.

P.56 ℓt4　シンクレアは、必須脂肪酸と脂肪酸の健康と食事に果たす役割について非常に興味をもっていた。

・H. M. Sinclair, "Deficiency of Essential Fatty Acids and Atherosclerosis, Etcetera", *letters to the editor, Lancet*, April 7, 1956, p.381.

P.56 ℓb7　シンクレアの過去のこの経緯については何も知らなかったが

・Jeannette Ewin, *Fine Wines and Fish Oil: The life of Hugh Macdonald Sinclair* (Oxford: Oxford University Press, 2001), 40.

P.57 ℓt2　シンクレアのカナダエスキモーの食事に関する論文に入れられた五行戯詩

・H. M. Sinclair, "The Diet of Canadian Indians and Eskimos," *Proceedings of the Nutrition Society*, 12（1953）：69.

P.58 ℓb11　彼らは自分達の発見を、同月号のバイオキミカ・バイオフイジカ・アクタ誌に発表した。

・Sune Bergstrom, Henry Danielsson, and Bengt Samuelsson, "The Enzymatic Formation of Prostaglandin E2 from Arachidonic Acid," *Biochimica et Biophysica Acta*, 90（1964）：207-10.

・D. A. van Dorp, R. K. Beerthuis, D. H. Nugteren, and H. Vonkeman, "The Biosynthesis of Prostaglandins," *Biochimica et Biophysica Acta*, 90（1964）：204-7. 次の文献も参照されたい。

・Sune Bergstrom, "Prostaglandins from Bedside Observation to a Family of Drugs," in *Progress in Lipid Research*, ed. Ralph T. Holman（Oxford: Pergamon Press, 1981）, 7-12; quotation, 8.

P.58 ℓb9　プロスタグランディンは後に、混乱を招き難いエイコサノイドに名前が変更された。

　化学に興味をもつ明敏な頭脳をもつ読者は、なぜ、これらの脂肪酸が、これらの重要な細胞メッセンジャーの役割を演ずるために選択されたのか不思議に思っているかもしれない。おそらく、これらの脂肪酸が、非常に酸化されやすいという、同じ理由からだろう。多価不飽和脂肪酸上の共役型のシス二重結合は、水素原子と、酵素やまたは酸素との反応性を著しく高める。少量のこれらの脂肪酸は、いずれの方向にも細胞の生体反応を、迅速に始動させることのできる連鎖反応を開始する。

P.59 ℓb13　アスピリン様物質は、20個の炭素をもつ脂肪酸をトロンボキサンのような物質に変換する酵素、シクロオキシゲナーゼ（COX）を阻害する。

　シクロオキシゲナーゼ酵素群やリポオキシゲナーゼ酵素群は、二つの酵素群、ないしは二種類の酵素群で、20個の炭素の脂肪酸から合成される多くの異なる細胞メッセンジャーのすべてに関与する。これらのメッセンジャーはすべて、エイコサノイドの一般名を有しているが、シクロオキシゲナーゼ（COX）酵素群の生成物のみが、アスピリンにより阻害される。これらの生成物はすべてのプロスタグランディンとトロンボキサンが含まれ、総称してプロスタノイドとして知られている。リポオキシゲナーゼ酵素群の生成物はロイコトリエンとして知られており、これらも炎症に関与する。

P.59 ℓb11　ベインは、…プロスタグランディンがいかに血液の流れに影響を及ぼすかという全体像を描こうとしていたところであった。

・S. Moncada and J. R. Vane, "Unstable Metabolites of Arachidonic Acid and Their Role in Haemostasis and Thrombosis," *British Medical Journal,* 34, no.2 (1978)：129-35.

P.62 ℓt5　その論文でエイコサペンタエン酸は「欧米における血栓症や動脈硬化症の発症を抑えるかもしれない」と示唆して締めくくった。

・Dyerberg et al., "Eicosapentaenoic Acid and Prevention of Thrombosis and Atherosclerosis?", *Lancet,* July 15, 1978, pp.117-19.

P.62 ℓb7　1979 年のランセット誌の書簡には、ユニリーバ社の 3 人の研究者から、"エヌ -3" 系脂肪酸の安全性についての疑問が提起された。

・G. Hornstra, E. Haddeman, and F. TernHoor, "Fish Oils Prostaglandins, and Arterial Thrombosis," *Lancet,* November 17, 1979, p.1080.

ダイアバーグとバングはレターで応答した。

・J. Dyerberg, H. O. Bang, and O. Aagaard, "*a*-Linolenic Acid and Eicosapentaenoic Acid," *Lancet,* January 26, 1980, p.199.

P.63 ℓt10　極度に頻発する疾患、

ピーター・フロイシェンは、ダイアバーグとバングの論文に引用された。

・H. O. Bang and J. Dyerberg, "The Bleeding Tendency in Greenland Eskimos," *Danish Medical Bulletin,* 27, no.4 （1980)：202-205.

P.63 ℓb9　彼らは、自分達が…矛盾を解決し、…世界を救うだろうと考えた。

・J. Dyerberg and H. O. Bang, "Haemostatic Function and Platelet Polyunsaturated Fatty Acids in Eskimos" *Lancet,* September 1, 1979, pp.433-35.

P.63 ℓb6　話を英国に戻す。高齢のシンクレアは、

この領域には、ヒュー・シンクレアの外に、特定の脂肪酸や油の効用に対する熱意がそれらの油の科学をはるかに越えたために、必須脂肪酸に悪い評判を与えた、ワイルド・カードともいえる研究者がいる。ダビット・ホロビンは、オメガ-6系脂肪酸のガンマ・リノレン酸が豊富な油、マツヨイグサ（待宵草）油の明快かつ情熱的な推進者として、おそらく最もよく知られている。ホロビンは、マツヨイグサ油の販売と医学的応用を探究するため研究所を設立し、自分の考えをさらに広めるため、医学雑誌

の出版までも始めた。ダビット・ホロビンが2003年に亡くなった時、キャロライン・リッチモンドは死者に鞭を打ってはいけないという忠告を無視し、大いに物議をかもす死亡広告を英国医学雑誌に投稿した。そこで彼女は、「ホロビンは、この時代の最も偉大な偽薬のセールスマンだと判明するであろう」と断言した。健康食品販売店には、マツヨイグサ油またはガンマ‐リノレン酸を含む製品であふれている。オメガ-3系脂肪酸を求めていた常連客にとっては混乱の原因であり、カリスマ的な人物により支えられた悪い科学が、後々まで影響を及ぼした証しである。

・"Obituaries：David Horrobin," *British Medical Journal*, 326（2003）885.

P.64 ℓt10　オメガ-3系脂肪酸は血圧やコレステロールを含む血液中脂質にも良い影響を及ぼした。

　ウィリアム・コナーと共同研究者らは、実際、魚介類が血液脂質に対し有益な影響を与えるという事実を1960年代というかなり以前にすでに発見していた。彼らは、研究対象者にコレステロールの高い貝類を大量に与えたが、血清コレステロールは、予想に反し上がらないことを観察した。しかし、グリーンランド研究により、それらのデータの説明がつくまで、彼はそれらの結果が理解できず、発表もしなかった。

・William S. Harris, William E. Connor, and Martha P. McMurry, "The Comparative Reductions of the Plasma Lipids and Lipoproteins by Dietary Polyunsaturated Fats: Salmon Oil Versus Vegetable Oils," *Metabolism*, 32（1983）：179-84.

P.64 ℓb14　ボストンの医師アレキサンダー・リーフは…

・A. Leaf "Omega-3 Fatty Acids and prevention of Ventricular Fibrillation," *Prostaglandins, Leukotrienes, and Essential Fatty Acids*, 52（1995）：197-98.

P.64 ℓb6　英国における心筋梗塞二次予防に対する食事影響の検討試験

・M. L. Burr et al., "Effects of Changes in Fat, Fish, and Fiber Intakes on Death and Myocardial Reinfarction: Diet and Reinfarction Trial（DART）," *Lancet*, September 30, 1989, pp.757-61.

P.65 ℓt6　しかし、ダイアバーグとバングは血液凝固時間のような基本的なことがらでさえ、世界のそれぞれの地域で大幅に異なる可能性があり

・Bang and Dyerberg, "The Bleeding Tendency in Greenland Eskimos," Dan. Med. Bull, 27（4）：202-5, 1980.

・H. O. Bang and J. Dyerberg, "Personal Reflections on the Incidence of Ischaemic Heart Disease in Oslo during the Second World War," *Acta Medica*

Scandinavica, 210 (1981): 245-48.

第 6 章　木のラードと牛の油

P.70 ℓt14　レシチンは自然界に存在する物質で、卵黄に多く存在する。

・Harold McGee, *On Food and Cooking: The Science and Lore of the Kitchen* (New York: Scribner, 1984), 607.

第 7 章　その化学者は料理の達人

P.73 ℓb3　必須脂肪酸の役割は完全に理解された…ホールマンはそう考えてはいなかった。

・Joseph J. Rahm and Ralph T. Holman, "The Relationship of Single Dietary Polyunsaturated Fatty Acids to Fatty Acid Composition of Lipids from Subcellular Particles of Liver," *Journal of Lipid Research*, 5 (1964): 169-76.

P.75 ℓt8　1961 年に毒性のない脂肪乳濁液がスウェーデンで開発されたが

・Erik Vinnars and Douglas Wilmore, "History of Parenteral Nutrition," *Journal of Parenteral and Enteral Nutrition*, 27 (2003): 225-31.

P.75 ℓb12　その頃までに、脳や神経系には、DHA だけでなくアラキドン酸など…

ラルフ・ホールマンの三つの論文は、1950 年代から 1990 年代後半までの 40 年以上にわたる必須脂肪酸に関する彼の考えの発展過程を示している。

・"The Function of Essential Fatty Acids," *Sartryck ur Svensk Kemisk Tidskrift*, 68, no.5 (1956): 282-90.

・"The Deficiency of Essential Fatty Acids," in *Polyunsaturated Fatty Acids*, ed. Wolf-H. Kunau and Ralph T. Holman (Champaign, IL: American Oil Chemists' Society, 1977) , 163-82.

・"Omega-3 and omega-6 Essential Fatty Acid Status in Human Health and Disease," in *Handbook of Essential Fatty Acid Biology: Biochemistry, Physiology, and Behavioral Neurobiology*, ed, Shlomo Yehuda and David I. Mostofsky (Totowa, N. J.: Humana Press, 1997), 139-82.

P.76 ℓb8　海洋動物と哺乳動物の体脂肪酸組成の差異はよく知られているが、

・D. J. Lee, J. N. Roehm, T. C. Yu, and R. O. Sinnhube, "Effect of omega-3 Fatty

Acids on the Growth Rate of Rainbow Trout, *Salmo gairdneri*," *Journal of Nutrition,* 92（1967）: 93.

P.77 ℓt7　シャワナ・レネー・ストロベルがその傷に苦しんだ当時は、金髪で青い目の健康な幼稚園児であった。

　シャワナの事故の記述は彼女の母、ドレナ・アプレビーとテリー・ハッチ医師との電話取材に基づいている。シャワナを本書では「シャウナ・ストロベル」と呼んでいるが、彼女の姓は義父に彼女が養子として迎えた後にシャウに変えられた。しかし、それは彼女が亡くなるずいぶん前のことであった。彼女の母、ドレナ・ストロベルはドレナ・シャウになり、そしてドレナ・アプレビーになった。

P.79 ℓb9　ホールマンとハッチは、この若い銃弾の犠牲者に関する知見を1982年の米国臨床栄養学雑誌に発表した。

・Ralph T. Holman, Susan B. Johnson, and Terry F. Hatch, "A Case of Human Linolenic Acid Deficiency Involving Neurological Abnormalities," *American Journal of Clinical Nutrition,* 35（1982）: 617-23.

P.80 ℓb5　もし、私があなたなら魚油を摂るだろう。

　デイル・ジャーヴィスと筆者は2003年10月に電話で取材をした。

P.81 ℓt2　これは1985年の出来事であったので、現在では広く行き渡っている魚油のカプセルをどこにも見つけることができなかった。

　1985年以前には、魚油、特にタラ肝油は、もちろん心臓病以外の病気の治療に用いられていた。18世紀中頃には、英国の医師、サミュエル・ケイはリューマチにより生ずる苦痛をタラ肝油が軽減することを発見した。これとほぼ同時期に、私たちが現在知っているように、ビタミンA欠乏により生ずる夜盲症の治療に、タラ肝油が有効であることが明らかになった。1900年初期には、タラ肝油はもう一つのビタミン欠乏症である、くる病を治癒することが発見された。タラ肝油は、科学者がこれらのビタミンをなんとか化学合成するまで、ビタミンAとDの重要な供給源であった。多くの人々は肝油の魚臭い味よりも錠剤を好んだ。そのため、タラ肝油の売り上げは劇的に低下した。タラ肝油の第二次世界大戦中の英国での広範な使用は、くる病や夜盲症の発症予防にその功績は当然、認められたものの、タラ肝油の脂肪酸酸敗を防ぐ対策が何もとられなかったため、オメガ-3系脂肪酸を増やす供給食料としては大きく寄与しなかった。結局、タラ肝油の摂取は悪影響さえ招きかねなかった。なぜなら、酸敗油は有害なフリー ラジカルの発生源になるからである。

第8章　愛と哀しみの果て　オメガ-3系脂肪酸もアフリカが起源

P.86 ℓt10　クローフォードはこれらの野生動物の脂肪酸組成と…比較した。

・M. A. Crawford, "Fatty-Acid Ratios in Free-Living and Domestic Animals," *Lancet,* June 22, 1968, pp.1329-33.

P.86 ℓb12　しかし、クローフォードは、動物の脂肪酸組成は食べる餌によって劇的に変化することに気がつき、

　「動物性脂肪のほとんど（16:0, 18:0）が短い飽和脂肪酸と一価不飽和脂肪酸として存在するという最初の考えは、貯蔵脂肪の研究と、高エネルギー飼料を与え、人為的に飽和脂肪や脂肪組織脂肪が蓄積するよう育種された選抜動物の研究から生まれた。野生動物の筋肉と脂肪組織脂肪酸の違いは、『動物性脂肪』という私たちの概念を再評価する価値があるかもしれないということを示唆する」と、ナフィールド研究所のクローフォードと共同研究者は、後の論文に書いた。

　「おそらく、動脈性疾患に関連づけて使われる『動物性脂肪』という用語は『家畜動物性脂肪』に取って代えられるべきである」と、クローフォードは指摘した

・M. A. Crawford, "Are Our Cows Killing Us?" *New Scientist,* July 4, 1968, 16-17.

・M. A. Crawford et al., "Muscle and Adipose Tissue Lipids of Warthog, Phacochoerus aethiopicus," *International Journal of Biochemistry,* 1 (1970): 657.

P.87 ℓt5　クローフォードは動物の脂肪酸組成の比較研究を続けていたので、シンクレアのこの考えを採択した。

　2003年のロンドンでのインタビューで、クローフォードは、この研究が科学への自身の最大の貢献と思われると語った。

・M. A. Crawford and A. J. Sinclair, "Nutritional Influences in the Evolution of Mammalian Brain," in *Lipids, Malnutrition and the Developing Brain,* ed. K. Elliot and J. Knight（Amsterdam: Elsevier, 1972), 267-92.

P.87 ℓb9　クローフォードは、この注目すべき発見をDHAが脳発達の「律速段階」であると仮定

・Michael Crawford and David Marsh, *The Driving Force: Food Evolution and the Future*（New York: Harper and Row, 1989).

P.88 ℓb13　このように、オメガ-3系脂肪酸研究は二つの物語の筋立てに分けられた。

　興味深いことに、アルファ‐リノレン酸は、それ自身の役割を有していない。この脂肪酸は、動物ではオメガ-3系脂肪酸の初発・親物質で、より長く、より不飽和度の高いDHAやエイコサペンタエン酸の前駆体やエネルギー源としての役割しか果たしていないように見える。動物組織にはほんのわずかしかアルファ‐リノレン酸は含まれていない（このアルファ‐リノレン酸は、消化吸収された後に、より長鎖の脂肪酸に変換もされず、エネルギーとして燃焼もされなかったものである）が、皮膚の健康にとって、それ自体、必須であるリノール酸は、非常に多く含まれている。動物とは大変異なる状況が植物にみられる。植物にとっては、アルファ‐リノレン酸は多くの機能を持っているが、リノール酸は単なるこのオメガ-3系脂肪酸の前駆体に過ぎない。

P.90 ℓt15　剖検時に、クローフォードは、これらの猿の組織中オメガ-3系脂肪酸が、アマニ油食で飼育された猿に比べ、きわめて少ないことを見いだした。

・R. N. Fiennes, A. J. Sinclair, and M. A. Crawford, "Essential Fatty Acid Studies in Primates: Linolenic Acid Requirements of Capuchins," *Journal of Medical Primatology,* 2（1973）: 166.

P.91 ℓt8　さらに彼は、1977年に世界保健機関（WHO）が発表した報告書にも同様な配慮が欠如しており失望した。

・Rome: Food and Agriculture Organization of the United Nations, 1977), FAO Library Fiche AN: 40190, p.30.

P.91 ℓb3　これらの酵素活性は非常に低いことが明らかとなった。

　早産児が、脂肪酸未添加調整乳の影響を特に受けやすい。なぜなら最後の第3期（妊娠末期）は急速に脳が発達する時期であり、胎盤とヘソの緒の血液に長鎖脂肪酸が特に豊富な時期となるからである。

P.92 ℓt4　その粉乳が発売されるまでに、DHAが1歳幼児の知能発達指数で7点差や視力検査表において1行差を含む、

　これは筆者が知能とオメガ-3系脂肪酸が適切に含まれる食事との相関を認める数少ない参照文献の一つである。そして読者はなぜ筆者がその課題をさらに徹底的に論じなかったことを不思議に思われるかもしれない。筆者を臆病者と呼んでもらっても結構だが、知能はどう考えても物議をかもす重大な問題である。知能に関心を向ける

と、オメガ-3系脂肪酸の全身への重要性に、関心が向けられないかもしれないことを恐れた。加えて、最も大切なことは、脳が適切に機能するためには、オメガ-3系脂肪酸だけでなく、多くの栄養素を必要とするからである。そのため、この1つの栄養素とヒトの知能の相関を明らかにするいずれの試みも、完全に無作為化された幼児研究以外は、解決になるどころか余計に話をわかり難くすることになるだろう。とは言え、たとえば、NIHの研究者、ノルマン・サレムは、オメガ-3系脂肪酸欠乏の影響を研究し、欠乏動物に、学習速度の低下とニューロンの著しい分岐減少を見いだした。そして、英国の研究者であるリチャード・リンが報告したように、多くの野菜と海藻と魚を食べる日本人の平均的IQが、なぜ米国や他の西欧諸国より高いかは、おそらく高オメガ-3系脂肪酸摂取により説明できるだろう。「私たちの考えでは、もし、脳の構成要素であるオメガ-3系脂肪酸の利用可能性がリノール酸過剰によりゆがめられ、減少すれば、脳の大きさや知能低下を自ら招いているようなものだ」と、クローフォードと彼の妻シーラフは述べている。

- Michael and Sheilagh Crawford, *What We Eat Today*) [London: Neville Spearman, 1972], 161.

  次の文献も参照されたい。

- E. E. Birch et al., "A Randomized Controlled Trial of Early Dietary Supply of Long-Chain Polyunsaturated Fatty Acids and Mental Development in Term Infants," *Developmental Medicine and Child Neurology*, 43 (2000): 174-81.

- S. E. Carlson et al., "Visual Acuity Development in Healthy Preterm Infants: Effect of Marine-Oil Supplementation," *American Journal of Clinical Nutrition*, 58 (1993): 35-42.

- A. Ahmad, T. Moriguchi, and N. Salem, "Decrease in Neuron Size in Docosahexaenoic Acid-Deficient Brain," *Pediatric Neurology*, 26 (2002): 210-18

- Richard Lynn, "IQ in Japan and United States Shows a Growing Disparity", *Nature*, 297 (1982): 222-23.

P.92 ℓt8 補足された調製粉乳は米国ではまだ選択肢の一つに過ぎなかった。

さて、私たちの供給食料には、DHAとその他のオメガ-3系脂肪酸しか欠乏していないのに、なぜ乳幼児用の調整乳には、DHAとアラキドン酸の両方が添加されているのか、読者は不思議に思っているかもしれない。手短かな答えは、ヒトの母乳にはこれらの長鎖多価不飽和脂肪酸の両方と（さらに、少量のエイコサペンタエン酸とアルファ・リノレン酸および多量のリノール酸）が含まれており、しかも乳児はすべての

長鎖脂肪酸をつくるのに必要な酵素量をまだ十分に持っていないからである。より詳細で、より興味ある答えは、テニシー大学のスーザン・カールソンと共同研究者による1993年の研究と関係がある。その研究によると、魚油（DHAとエイコサペンタエン酸が含まれアラキドン酸は含まれていない）を添加した調整乳を与えた早産児の成長速度は、通常の調整乳を与えた場合より低下した。成長速度、それは脳や視力の発達ではないが、常にどの調整乳が良いか悪いかを評価する尺度であったので、カールソンの研究は明らかな警告の赤旗（危険信号）を掲げた。カールソンは、その評価尺度である成長が、乳児のアラキドン酸レベルと相関することを見つけた。

・S. E. Carlson et al., "Arachidonic Acid Status Correlates with First Year Growth in Preterm Infants," *Proceedings of the National Academy of Sciences*, 90（1993）：1073-77.

・S. E. Carlson et al., "First Year Growth of Preterm Infants Fed Standard Compared to Marine Oil n-3 Supplemented Formula," *Lipids*, 27（1992）：901-7.

　米国食品医薬品局（FDA）は、調整乳製造会社と同様に、補足調整乳にDHAとアラキドン酸だけを添加し、エイコサペンタエン酸を添加しないことには慎重を期すべきであると判断した。この判断に至ったのは、脳には、ごく低いレベルのエイコサペンタエン酸しか存在しないことを示すとともに、それを添加する理論的根拠は脳の発達にあると言及することにより、正当化されてきた。しかし、エイコサペンタエン酸は人乳中には少なくともアラキドン酸と同レベル存在する。私たちはなぜエイコサペンタエン酸がそこに存在するのかはわからないが、確かに何らかの良い存在理由があるに違いない。そして、その良い理由としては、たとえば私たち人間のような長生きで、大きな脳をもつ動物がいかに成長するようデザインされているか、またいかにこのオメガ-3系脂肪酸から派生したエイコサノイドがアラキドン酸から派生したエイコサノイドと競合するか、と関連があるかもしれない。興味あることに、母乳で育てられた乳児は調整乳で育てられた乳児に比べ体重増加パターンがかなり異なっており、生後1年目では体重が少ない傾向にある。マイケル・クローフォードが30年以上前に論文に書いているように、「もし一つの要因が発育を早めるとすれば、それは有益であると主張されたが、比較生物学からみると、成長が最も速い動物は常に最も知能が低いことは明白である。ウシは受胎後一年で、17年成長した人と同じ体重になることができる」。私たちの成長に関する古い前提、つまり成長速度がより速いとより良い成長につながり、最大成長は最適成長であるということは、おそらく正しくない。これらすべての未解決問題が示唆する最も緊急かつ最も重要なことは、調整乳だけでなく、脂肪酸添加調整乳でさえ、未だ理想とは程遠いものかもしれないということであ

る。したがって、母親はいつでも可能なかぎり、自分の赤ちゃんは母乳で育てるべきであろう。

第9章 …そしてオメガ-3系脂肪酸は生体膜のなかに

P.95 ℓb12 この予測が、ストックホルムでの1967年のサバティカル休暇につながり、ランズの直感を迅速に実証するホスホリパーゼの発見につながった。

・W. E. M. Lands and B. Samuelsson, "Phospholipid Precursors of Prostaglandins," *Biochimica et Biophysica Acta*, 164 (1968): 426-29.

P.96 ℓt6 ランズは後に、エイコサペンタエン酸は阻害剤、つまり、その反応を阻害する物質というより、むしろ基質……

・William E. M. Lands, Paul R. LeTellier, Leonard H. Rome, and Jack Y. Vanderhoek, "Inhibition of Prostaglandin Biosynthesis," *Advances in the Biosciences*, 9 (1972): 15-28.

P.96 ℓt12 …戻ることのできない方向転換」を起こさせたもう一つの発見は…

・William E. M. Lands, "Stories about Acyl Chains," *Biochimica et Biophysica Acta*, 1483 (2000): 1-15; quotation, 4.

P.96 ℓb5 『好きな女性に手が届かない時は、近くの女性で間に合わす』

ランズはたぶんイップ・ハールブルクが書いた抒情詩を思い起こしていた。「私が好きな手を愛撫することができない時、私は手近かにある手を愛撫する。」

P.97 ℓb8 食事もアスピリンやアスピリン様薬物と同じ効果を示すことが可能である。

・W. E. M. Lands, "Primary Prevention in Cardiovascular Disease: Moving out of the Shadows of the Truth about Death," *Nutrition, Metabolism and Cardiovascular Disease*, 13 (2003): 154-64.

P.98 ℓb8 対話形式のウェブサイトを作成したりして、過去30年間の多くを過ごしてきた。

警告：these websites-http://efaeducation.nih.gov/sig/ods.html and http://efaeducation.nih.gov これらのウェブサイトの使用は面倒である。けれども、それらのメッセージは単純である。オメガ-3系脂肪酸をもっと多く摂取し、オメガ-6系脂肪

酸摂取をもっと少なくしよう、ということである。

　こちらも参照されたい。

　「どうぞ、私に、早く死んでしまえと言わないでください（私を悲しませないでください）」（ランズ，私信，2002）や「いくつかの薬が食事で予防できる疾患に処方されている」（第5回国際脂肪酸と脂質研究会（ISSFAL），2002，モントリオール）

第10章　オメガ-3系脂肪酸はどこへ行った？

P.101 ℓb2　それらの成分表には、トウモロコシや大豆にはオメガ-6系脂肪酸がオメガ-3系脂肪酸よりかなり多いことが示されていた。

・Artemis P. Simopoulos, Robert R. Kifer, and Roy E. Martin, eds., *Health Effects of Polyunsaturated Fatty Acids in Seafoods*（Orlando, Fla.: Academic Press, 1986).

P.102 ℓt7　水素添加法は、植物油脂肪酸鎖のすべての二重結合を取り除き、植物油を固形の脂肪に変えるために19世紀の終わり頃に発明された技術である。

　William Shurtleff and Akiko Aoyagi, "History of Soy Oil Hydrogenation and of Research on the Safety of Hydrogenated Vegetable Oils," in History of Soybeans and Soyfoods Past Present and Future, at www.thesoydailyclub.com/SFC/MSP products 501. asp（accessed September 27, 2005).

P.103 ℓb12　米国農務省は供給食料におけるいくつかの（すべてではないが）脂肪酸について1909年から今までの経過を追い続けてきた。

　これらのデータは以下の論文にみられる

・*Diet and Health: Implications for Reducing Chronic Disease List*（Washington, D. C.: National Academy Press, 1989), 56; they came originally from R. M. Marston's unpublished data（United States Department of Agriculture/Human Nutrition Information Service, 1986).

P.104 ℓt2　「加工食品とアルファ・リノレン酸は相容れない存在である」。

　食品加工会社は長い品質保持期間が求められる。これは数か月を意味し、数週間や数日ではない。アルファ・リノレン酸量が多くても数週間の品質保持期間は十分に可能である、とウイスコンシン州のパン職人、パウル・シュティットは言う。彼は商品に細かく砕いたアマニ種子を最初に使用した。

P.104 ℓb1 「イスラエルのユダヤ人の事例は、…

・Daniel Yam, Abraham Eliraz, and Elliot M. Berry, "Diet and Disease-the Israeli Paradox: Possible Dangers of a High Omega-6 Polyunsaturated Fatty Acid Diet," *Israel Journal of Medical Sciences,* 32（1996）: 1134-43; quotation, 1134.

イスラエルは、国家を形成したと同時に、心臓病のキーズのモデル国として著名となり、そして新たに、栄養に関心のある国として、多価不飽和脂肪酸摂取の推奨を非常に真面目に受け入れた。イスラエルではバターはほとんど消費されないが、多量の大豆油、トウモロコシ油、ベニバナ油が消費されている。この多価不飽和脂肪酸の多い摂取と動物性脂肪やコレステロールの少ない摂取を考慮すれば、イスラエル人の平均血清コレステロールレベルが、丁度、210mg/dlであることは驚くべきことではない。多くの遵奉者にとっての驚きは、心臓病だけでなく、肥満、糖尿病や多くの癌の罹患率が非常に高いことである。このパラドックスを調査している研究者は、他の集団と比較をしてイスラエル人では、脂肪組織の脂肪酸の24%がリノール酸で構成されており、それに対しアメリカ人では16%、そして多くの北欧人では10%未満であることを見いだした。これは次のように解釈できる。すなわちイスラエル人の食物エネルギーの約11%がリノール酸であり、リノール酸／アルファ‐リノレン酸の比率が約26:1であると推定された。リノール酸の最低必要量はエネルギーの約1%である。イスラエルを含めほとんどの国でその摂取上限を設定していない。

P.105 ℓb2　シモポウロスは、……スベリヒユから分析を始めた。

・A. P. Simopoulos and N. Salem, Jr., "Purslane: A Terrestrial Source of Omega-3 Fatty Acids," *New England Journal of Medicine,* 315（1986）: 833.

P.106 ℓt12　次に、シモポウロスはギリシャの卵を分析した。

・Artemis P. Simopoulos and Norman Salem, Jr., "N-3 Fatty Acids in Eggs from Range-Fed Greek Chickens," *letter to the editor, New England Journal of Medicine,* 321（1989）: 1412.

P.108 ℓt3　多くの藻類やプランクトンも DHA やエイコサペンタエン酸を合成する。

藻類の長鎖オメガ‐3系脂肪酸を合成する能力をマルテク・バイオサイエンス社が活用している。この会社は藻類を大量に培養し、抽出した、きわめて純粋な DHA を乳幼児調整乳や他の食品会社に販売している。この DHA は水銀にも PCBs にも汚染されていない。さらに魚油より良い他の利点をもっている。ご存知のように、魚油は多くの脂肪酸や DHA やエイコサペンタエン酸などが混沌として存在する混合物である。

しかし、藻類は、ほとんど DHA またはエイコサペンタエン酸を主成分とする脂肪を産生する傾向がある。利益相反に関する情報開示のために、会社の創業者の一人であるデビット・カイルにインタビュー取材した後、筆者の夫が 5,000 ドルをマルテク・バイオサイエンス社に投資したことを、述べておかねばならない。

P.108 ℓt15　これらのマスは成長が悪く、ヒレはただれ、高い死亡率を示した。

・J. D. Castel, R. O. Sinnhuber, and D. J. Lee, "Essential Fatty Acids in the Diet of Rainbow Trout (*Salmo gairdneri*): Growth, Feed Conversion and Some Gross Deficiency Symptoms," *Journal of Nutrition*, 102 (1972): 77-86.

P.108 ℓb11　シモポウロスは、野生植物と栽培された緑葉野菜の脂肪酸組成を最初に比較した研究者の一人であった。

・M. A. Crawford et al., "The Food Chain for n-6 and n-3 Fatty Acids with Special Reference to Animal Products," in *Dietary omega-3 and omega-6 Fatty Acids: Biological Effects and Nutritional Essentiality*, ed. Claudio Galli and Artemis Simopoulos (New York: Plenum Press, 1988), 5-19.

P.109 ℓb14　米国のデータが示すように、米国民の 1989 ～ 91 年における 1 日のリノール酸摂取量は 11 ～ 16g であり、

・P. M. Kris-Etherton et al., "Polyunsaturated Fatty Acids in the Food Chain in the United States," *American Journal of Clinical Nutrition*, 71 (2000): 179S-188S.

P.110 ℓb14　第 2 の集団は、大変示唆に富む。

・Ralph T. Holman, Susan B. Johnson, Douglas M. Bibus, Theo C. Okeahialem, and Peter O. Egwim, "High Omega-3 Essential Fatty Acid Status in Nigerians and Low Status in Minnesotans," *World Wide Web Journal of Biology*, 2 (1996 -97), www.epress.com/w3jbio/vol2/holman/holman.html (accessed March 24, 2003).

P.111 ℓt10　1985 年は、確かにオメガ-3 系脂肪酸に関係した科学者にとっての境界点であったかもしれない。

・J. R. Hibbeln and N. Salem, Jr., "Dietary Poly- unsaturated Fatty Acids and Depression," *American Journal of Clinical Nutrition*, 62 (1995): 1-9;

・J. R. Hibbeln, "Long-Chain Polyunsaturated Fatty Acids in Depression and Related Conditions," in *Phospholipid Spectrum Disorder in Psychiatry*, ed.

Malcolm Peet, Iain Glen, and David F. Horrobin (Carnforth, Lancashire: Marius Press, 1999), 195-210, and

・A. L. Stoll et al., "Omega 3 Fatty Acids in Bipolar Disorder: A Preliminary Double-Blind, Placebo-Controlled Trial," *Archives of General Psychiatry*, 56 (1999): 407-12.

　NIH のジョセフ・ヒベレンとマサチューセッツ州ベルモントにあるマックレーン病院のアンドレー・ストールは独立して、1980 年代後半、オメガ-3 系脂肪酸の精神障害患者への影響に関する研究を始めていた。ヒベレンは脳組織に非常に多量の脂肪があることに衝撃を受け、ストールは今ある薬剤では効果がみられない双極性精神障害患者の新しい治療法を模索していた。ストールは魚油を試してみようと決めた。なぜなら、オメガ-3 系脂肪酸は「論文上、良いようにみえた」からであると、筆者に語った。彼らのこれまでの研究から、ストールはエイコサペンタエン酸から生じたエイコサノイドが双極性精神障害患者を改善する重要な役割を果たしていると考え、ヒベレンは DHA の生体膜への影響がうつ病を予防するのに重要であり、これらの脂肪酸のさまざまな機能を強調する一つの相違点であると考えている。

　やや本題から外れた関心事であるけれども、医師であるストールは、彼の医学生時代、エイコサノイドに関する生化学の講義ではアラキドン酸についてしか聞かなかったことを憶えている。エイコサペンタエン酸については何も語られなかったという。

　特に、ジョセフ・ヒベレンとノルマン・サレムが、セロトニンレベルと生体膜中の DHA 量に直接的関係があることを発見して以来、神経組織の脂肪酸量の変化が、うつ病や他の精神障害につながる可能性があることを想像することは容易である。しかし、脂肪酸と癌との関連を研究するほど簡単ではない。ニューヨーク州クーパーズタウンのバセット研究所のレオナード・ソウサーとロバート・ダウチーは 1980 年代の中頃よりこの関連について研究してきたが、免疫機能に欠損があるヌードラットへの、ヒト癌細胞株の移植転移能は、飼料中の脂肪によって、強い影響を受けることを見つけた。このヌードラットは、これらの研究者が癌移植を研究するモデルとなる実験動物である。コーン油を唯一の脂肪源として与えたラットは、癌細胞の移植・転移は容易で、癌の増殖は速かった。コーン油を魚油に替えた飼料で飼育したラットでは転移が難しく、たとえ癌細胞が転移したとしても、増殖は遅かった。ソウサーとダウチーが検討を加えたすべての癌細胞株で同様の結果が確認された。これらの癌細胞株にはエストロゲン感受性と非感受性乳がん細胞や肝細胞癌、前立腺癌や頭頸部癌が含まれていた。研究者は、この驚くべき、非常に再現性のある発見の背後にある機構を探究すべく、過去 10 年間、多くを費やしてきた。最近の論文では、彼らと共同研究者のデ

ビット・ブラスクは神経ホルモンであるメラトニンにより癌増殖が阻害されると報告するとともに、それは細胞表面にある遊離脂肪酸と結合するタンパク質（いわゆる遊離脂肪酸受容体）が関与すると提唱した。これらの膜結合タンパク質にオメガ-3系脂肪酸（または、メラトニン分子）が結合すると、それらの結合タンパク質は、リノール酸の細胞内取込みを減少に導く雪崩的連鎖反応を開始する。リノール酸は癌細胞の主要なエネルギー源である。メラトニンはもちろん夜間、暗時に松果腺から分泌される。そのため、欧米諸国での癌罹患率の増加は、増大する夜間の光環境や食事変化の両方に関連する単一の機構が役割を果たしているのかもしれない。この魅力的な新たな機構はバセット研究所の将来のメイン・テーマとなるであろう。しかし、それはおそらく食物中脂肪酸が癌増殖に影響を及ぼす一つの機序だけを示したに過ぎない。他の研究者は、アラキドン酸から作られるエイコサノイドが乳癌の強力な増殖刺激因子であり、オメガ-6系脂肪酸はフリーラジカルの攻撃に対する癌細胞の脆弱性を減少させ、癌細胞の細胞死を防ぐ遺伝子のスイッチをいれることを発見した。オメガ-3系脂肪酸は細胞接着を低下させることも見いだした。細胞接着は癌細胞が転移を起こすための必須条件である。さらに、バセット研究所のこの研究に関する詳しい情報が必要な場合には、以下の論文を参照されたい。

- Leonard A. Sauer, Robert T. Dauchy, and David E. Blask, "Mechanism for the Antitumor and Anticachectic Effects of n-3 Fatty Acids," *Cancer Research*, 60 (2000)：5289-95.
- "Polyunsaturated Fatty Acids, Melatonin, and Cancer Prevention," *Biochemical Pharmacology*, 61 (2001)：1455-62.
- Sung-Hee Chang et al., "Role of Prostaglandin E2-Dependent Angiogenic Switch in Cyclooxygenase 2-Induced Breast Cancer Progression," *Proceedings of the National Academy of Sciences*, 101 (2004)：591-96.

P.111 ℓb12　当時のもっとも新しい2005年時点の改訂においても、国の栄養政策の礎とでも言うべき米国農務省の食事ガイドラインにおいても、必須脂肪酸の異なった系列の区別がみられない。

　以下のウェブサイトを参照されたい。

　"Dietary Health Guidelines: Choose Sensibly," www.health. gov/dietary guidelines/dga2000/document/choose.htm (accessed November 10, 2004)；"Know Your Fats," www.americanheart.org/presenter.jhtml? identifier=532 (accessed November 10, 2004).

P.112 ℓt2　全米科学アカデミー（米国学士院）の医学研究部会は例外で、オ
メガ-6系脂肪酸とオメガ-3系脂肪酸の異なる役割を認識していた。

・*Dietary Reference Intakes for Energy, Carbohydrate, Fiber, Fat, Fatty Acids,*
　Cholesterol, Protein, and Amino Acids (Macronutrients), Food and Nutrition
　Board, Institute of Medicine (Washington, D.C.: National Academic Press,
　2005), 423.
　スウェーデンと日本の推奨値が次に述べられている。

・KrisEtherton et al., "Polyunsaturated Fatty Acids in the Food Chain in the
　United States," 184S.

P.113 ℓb13　飽和脂肪酸摂取量を減らすことは数十年来の目標であり、食べ
物の多量の飽和脂肪酸が問題であることは疑問の余地がない。

　フィンランドは、食物中の飽和脂肪酸摂取量を減らすことにより、よい結果をもた
らした最も良い例である。1960 年代後半から、1971 年まで、フィンランドは世界で最
も高い心臓病の死亡率、つまり、人口 10 万人に対し優に 700 人を超える死亡数と、豊
富な全脂肪の乳製品やソーセージ、缶詰肉摂取による最も高い飽和脂肪酸摂取量を示
していた。1970 年代初めに、フィンランドの健康省は危険因子となる食習慣を変え、
心臓病の罹患率を低下させることに着手した。フィンランド人はラードやバターを
不飽和脂肪である植物油に、全脂肪の乳製品を低脂肪に変え、さらに食塩摂取を減ら
し、果物や野菜の摂取量を増やすよう奨励された。1997 年までに、心臓病の死亡率は
半分に引き下げられたが、いくつかの国の死亡率に比べると（ギリシャの 1997 年の死
亡率は、人口 10 万人に対し 176 人）、まだ高い死亡率である。しかし、そのような短
期間で驚異的な偉業をなし遂げた。

　興味深いことに、フィンランド人は飽和脂肪を不飽和脂肪酸の植物油に変えたこと
により、どのような負の影響からも免れることができた。なぜなら彼らが変えた油は
ナタネ油で、アルファ - リノレン酸の含有率が高かったからであった。フィンランド
政府は植物油利用促進を決定する際には、この特性を何も考慮しなかった。西洋アブ
ラナは、低温に適応した植物で、偶然にもフィンランドの北の緯度でも良く生育し、
フィンランド人はナタネ油を安く購入することができた。

P.113 ℓb7　しかし、…このトレードオフの関係を消費者が理解しないかぎ
り、……

　オレイン酸のように、1つの二重結合しかもたない脂肪酸である、一価不飽和脂肪
酸周辺の論争と研究については、もう 1 冊、成書を書くことができる。その話はアン

セル・キーズが一価不飽和脂肪酸と飽和脂肪酸を1つのグループにしたことから始まった。しかし、その後の実験やギリシャ人の実態、すなわち、一価不飽和脂肪酸の豊富なことで最も有名な油である、オリーブ油を多量に消費しているにもかかわらず、心臓病は少ないという実態が、オレイン酸の健康への影響を見直すきっかけとなった。オレイン酸は自然界の至るところに存在し、すべての植物と動物の脂肪の主要な部分を占める。一価不飽和脂肪酸が飽和脂肪酸とは異なり、血清コレステロールを上げないことがわかると、一価不飽和脂肪酸は多くから、すべての脂肪酸のなかで最も健康的な脂肪酸であると受け入れられた。しかし、血清コレステロールは、ご存知のように、心臓病の代理標識にすぎない。そして一価不飽和脂肪酸はオメガ-3系脂肪酸と競合する。しかし、この一価不飽和脂肪酸との競合は、オメガ-6系脂肪酸との競合ほど効果的ではない。オリーブ油は飽和度指数が低い以外でも、（高濃度の抗酸化物質や抗炎症作用をもつ物質を含有するため、）健康上の利点を有していることは十分ありうるが、一価不飽和脂肪酸の最終的な帳尻、つまり一価不飽和脂肪酸の影響は、人びとが他に何を食べているかに大きく左右される。フィンランド人は、ギリシャ人のように、多くの魚類と緑葉色野菜を食べ、多くのオメガ-3系脂肪酸を組織に供給しているのだろうか。または、フィンランド人は、これらの一価不飽和脂肪酸をオメガ-6系脂肪酸の豊富な食物に加えているためなのだろうか。「ギリシャの食事は健康的であるが、これはオリーブ油の量が多いからではなく、ギリシャ人が食べないすべての食物および彼らが食べる他のすべての食物の影響である」とある研究者が、筆者に話してくれた。油脂製造業社は現在、オリーブ油の好評の影にかくれ、ますます一価不飽和脂肪酸含量の高い（ナタネや大豆）種子や、種子油を開発しつつある。この種子油が出まわることにより、オメガ-6系脂肪酸含有量（およびその供給食料）を減らすいくつかの利点を生みだすかもしれないだろうが、消費者は依然としてオメガ-3系脂肪酸の供給源を必要とする。

P.115 ℓt15　ヨーロッパの食品製造会社は、……エステル置換法を用いている。

　読者は、エステル置換反応により合成される新しい油は人類に、長期的な危険をもたらす可能性があると、不安に思っているかもしれない。これらの油に含まれる新しいトリアシルグリセロールは、人体に普通に存在する脂肪酸から作られるため、恐らく危険ではないだろう。食品中の脂肪や油には数千もの異なるトリアシルグリセロールが含まれており、生体はこのトリアシルグリセロールを必要に応じ、分解し、再構成しているからである。

第 11 章　生命の火の燃焼速度　エネルギー代謝速度を決めるもの

P.118 ℓt11　これらの研究者の内で、ウェイク・フォレスト大学医学部……
オメガ-3系脂肪酸が実験動物の動脈硬化を縮小させることを見いだした。

- Aaron T. Lada, Lawrence L. Rudel, and Richard W. St. Clair, "Effects of
  LDL Enriched with Different Dietary Fatty Acids on Cholesterol Ester
  Accumulation and Turnover in THP-1 Macrophages," *Journal of Lipid
  Research,* 44（2003）: 770-79.
- Joseph J. Rahm and Ralph T. Holman, "The Relationship of Single Dietary
  Polyunsaturated Fatty Acids to Fatty Acid Composition of Lipids from
  Subcellular Particles of Liver," *Journal of Lipid Research,* 5（1964）: 169-76.

P.118 ℓb11　レナード・ザウアーとロバート・ダウチーは……トウモロコシ
油を魚油に替えて飼育すると癌の転移増殖はほとんど起こらないことを見いだ
した

- Leonard A. Sauer, Robert T. Dauchy, and David E. Blask, "Mechanism for the
  Antitumor and Anticachectic Effects of n-3 Fatty Acids," *Cancer Research,* 60
  （2000）: 5289-95.
- L. A. Sauer, R. T. Dauchy, D. E. Blask, J. A. Krause, L. K. Davidson, E. M.
  Sauer "Eicosapentaenoic Acid Suppresses Cell Proliferation in MCF-7 Human
  Breast Cancer Xenografts in Nude Rats via a Pertussis Toxin-Sensitive Signal
  Transduction Pathway," *Journal of Nutrition,* 135（2005）: 2124-29.

P.118 ℓb6　そしてグレゴリー・フローラントは、……腹部が黄色のマーモッ
トを研究対象として、冬眠とその引き金となる合図信号の研究をしていた。

- Vanessa L. Hill and Gregory L. Florant, "The Effect of a Linseed Oil Diet on
  Hibernation in Yellow-Bellied Marmots（*Marmota flaviventris*)," *Physiology
  and Behavior,* 68（2000）: 431-37.

P.120 ℓb14　これらの影響は、オーストラリアの科学者グループによって現
在研究中の研究課題であり、

- A. J. Hulbert and Paul Lewis Else, "Membranes as Possible Pacemakers of
  Metabolism," *Journal of Theoretical Biology,* 199（1999）: 257-74.

P.121　ℓt13　ハルバートと大学院生のポール・エルゼは……中央網状トビトカゲと地元産マウスの比較から始めた。

・P. L. Else and A. J. Hulbert, "Comparison of the 'Mammal Machine' and the 'Reptile Machine': Energy Production," *American Journal of Physiology,* 240 (1981): R3-9.

P.123　ℓb11　体の大きさや動物の心拍数などすべての動物細胞の活性に連動して変わるのは、この高度不飽和脂肪酸の濃度である。

　クジラ、ヒト、ウサギ、ラット、マウスの心拍数と心筋細胞中のDHA量に正相関がみられるというこの非常に興味深く、しかし独立した発見はアイスランドの研究者であるシグマンダアー・グドブジャーナソンと彼の共同研究者により、1978年に発表された。これは、フルベルトとエルゼが代謝のペースメーカーとして生体膜について考え始める以前であった。フルベルトとエルゼは自分たちの発見の機構を探索していた時、グドブジャーナソンの論文を読んだ。その論文は彼らが探究中であった脂肪酸の役割に大いに貢献した。次の文献を参照されたい。

・Sigmundar Gudbjarnason, Barbara Doell, Gudrun Oskarsdottir, and Jonas Hallgrimsson, "Modification of Cardiac Phospholipids and Catecholamine Stress Tolerance," in *Tocopherol, Oxygen and Biomembranes: Proceedings of the International Symposium on Tocopherol, Oxygen, and Biomembranes, Held at Lake Yamanaka, Japan, September 2/3, 1977, a Naito Foundation Symposium,* ed. C. de Duve and O. Hayaishi (Amsterdam: Elsevier Scientific, 1978), 297-310.

P.123　ℓb7　最後の二重結合は特に重要で、生体膜のちょうど中間に肘のような空間を付与する。

　フルベルトとエルゼは動物の脳の大きさと脳組織のDHA含量との相関を見いだすことはできなかった。このことは次のことを示唆している。すなわち、マイケル・クローフォードの仮説に反して、DHAは脳の発達や大きさの律速段階ではなかった。もう一つ別の脳の大きさを決める制約因子の可能性は、動物のグルコースを作り出す能力である。グルコースは脳が好む燃料で炭水化物の構成成分である。この可能性は、人の進化や行動、とりわけ人間の社会に普遍的に存在する調理に興味深い光を投げかける。調理はタンパク質や脂肪の消化率には大きな変化を与えないが、炭水化物の利用に関係する消化酵素には劇的な変化をもたらす。炭水化物を煮たり焼いたりすると、一定量の食物からはるかに多くのグルコースがもたらされる。

P.123 ℓb5　先頃のコンピューターシミュレーションおよび核磁気共鳴研究で

・A. J. Hulbert, "Life, Death and Membrane Bilayers," *Journal of Experimental biology,* 206（2003）: 2308.

P.124 ℓt2　私たちが DHA で見られるのは、

・Scott E. Feller, Klaus Gawrisch, and Alexander D. MacKerell, Jr., "Polyunsaturated Fatty Acids in Lipid Bilayers: Intrinsic and Environmental Contributions to Their Unique Physical Properties," *Journal of the American Chemical Society,* 124（2002）: 318-26.

　DHA はタンパク質上の側圧を低下させ、タンパク質の構造変化を促進するものとして記述されている。化学の教授、エルランド・スティーブンスは電子メールの中で感慨をこめて次のように言っている。すなわち、「化学反応（酵素による場合も、そうでない場合も）はすべて、その反応が起こる前に越えなければならないエネルギーの障壁がある。この障壁は活性化エネルギーと呼ばれている。それはエネルギーを発生する反応（発エルゴン反応（発熱反応））、またはエネルギーを吸収する反応（吸エルゴン反応（吸熱反応））にも存在する。通常、活性化エネルギーは熱エネルギーに由来する。つまり、互いが勢いよく跳びはねる分子運動の動きといえる。二つの分子は反応しないで何回も衝突する可能性がある。反応は二つの分子が正しい軌道と十分なエネルギー（スピード）で衝突した時だけに起こる。したがって、生体内で反応が高率に起こるためには運動の自由度が非常に重要である。」

P.124 ℓb11　「もし、ヒトがオメガ-3系脂肪酸欠乏食で育てられると、ヒトは宇宙飛行士や戦闘機のパイロットにはなることができない」

以下の論文を参照されたい。

・Burton J. Litman et al., "The Role of Docosahexaenoic Acid Containing Phospholipids in Modulating G Protein-Coupled Signaling Pathways," *Journal of Molecular Neuroscience,* 16（2001）: 237-42.

　リットマンと彼の共同研究者らが論文で示唆しているように、DHA は、同じ種類のタンパク質受容体（いわゆる G タンパク質共役受容体（GPCRs））に依存している多くのシグナル伝達経路のすべてと同様に、ロドプシンに対しても同じ効果を示す。

P.125 ℓt4　6つの二重結合をもつ DHA は酸素分子の攻撃を受けやすいため、

　高代謝率と短寿命の間の相関に関する一般的な議論は次のドウグラス・フォックスの論文を参照されたい。

・Douglas Fox, "The Speed of Life," *New Scientist,* November 1, 2003, pp.42-45.

P.125 ℓt11　日本人は現在、平均余命が最も長く、現存の人の集団のなかで最も多くのオメガ-3系脂肪酸を摂取している。

　ジイナ・コラタは、ニューヨークタイムズ紙で、日本人が長寿で細身の名声をいつまで長く保つことができるかは、一つにはオメガ-3系脂肪酸の摂取量が多く、オメガ-6系脂肪酸／オメガ-3系脂肪酸の低比率、つまり、最近数10年間の比率である約4:1という低比率をいつまで維持できるかどうかに依るという。

・Gina Kolata, "Some Extra Heft May Be Helpful, New Study Says," *New York Times,* April 20, 2005, A1, A22.
　管野道廣と平原文子の論文では、この問題に取り組み、以下の疑問、すなわち、「食物摂取量はすべての年齢階級においてかなり異なり、ごく限られた数の人びとしか、脂肪酸の推奨量を摂取していない」ことを提起した

・Michihiro Sugano and Fumiko Hirahara, "Polyunsaturated Fatty Acids in Food Chain in Japan," *American Journal of Clinical Nutrition,* 70 (2000): 189S -196S.

P.126 ℓt6　ストーリエンは、ダーリングハーストのガーヴァン医科学研究所の研究員であった1980年代後半に、ハルバートとエルゼの研究を最初に知った。

・Leonard H. Storlien, Edward W. Kraegen, Donald J. Chisholm, Glenn L. Ford, David G. Bruce, and Wendy S. Pascoe, "Fish Oil Prevents Insulin Resistance Induced by High-Fat Feeding in Rats," *Science,* 237 (1987): 885-88.

P.126 ℓt14　ストーリエンはすでに、飽和脂肪酸の高い餌でも、オメガ-6系脂肪酸の高い餌でも、ラットはインスリン抵抗性を確かに発症することを見いだしていた。

・L. H. Storlien et al., "Fat Feeding Causes Widespread In Vivo Insulin Resistance, Decreased Energy Expenditure, and Obesity in Rats," *American Journal of Physiology,* 251 (1986): E576-E583.

P.126 ℓb10　彼らは、1971年に「現在ウマナク地域の集団には、糖尿病と診断された症例は1人も知られていないし、この疾病はグリーンランド人では一般的に非常に稀である」と記述していた。

・H. O. Bang, J. Dyerberg, and Aase Brondum Nielsen, "Plasma Lipid and Lipoprotein Pattern in Greenlandic West-Coast Eskimos," *Lancet,* June 5, 1971, p.1144.

P.128 ℓt12　ストーリエンは、魚介類と魚油のインスリン抵抗性抑制機序を説明できる科学論文を検索していた時、ハルバートとエルゼの漏泄性生体膜仮説を聞き知った。

　メタボリックシンドロームは、1988年、スタンフォード大学のジェラルド・リーバンが、米国糖尿病学会の年次総会の講演で新語を提唱して以来、シンドロームXとして知られるようになった。

P.129 ℓt2　ハルバートとエルゼは、たとえばいろいろな種類の鳥類を調べ、爬虫類や哺乳類で発見した体重と代謝との関係と同じ関係を、体重とDHAの間に見いだした。

・A. J. Hulbert, S. Faulks, W. A. Buttemer, and P. L. Else, "Acyl Composition of Muscle Membranes Varies with Body Size in Birds," *Journal of Experimental Biology*, 205 (2002) : 3561-69.

P.129 ℓb13　そして、その中の1つの酵素、デルタ-5不飽和化酵素活性がピマ集団で著しく低下していた。

　マイケル・クローフォードらが最初に明らかにしたように、デルタ-5とデルタ-6不飽和化酵素活性も異種の動物間で異なっている。1975年には、クローフォードらは、完全な肉食動物は不飽和化酵素活性をまったく示さないと報告した。完全な肉食動物であるライオンや肉食魚類は、DHAやエイコサペンタエン酸やアラキドン酸をアルファ・リノレン酸やリノール酸から合成することができない。明らかに、完全な肉食動物は自分に必要なすべての長鎖多価不飽和脂肪酸を自分が食べる草食動物から得るので、完全な肉食動物はこれらの酵素活性を維持するより、むしろ自分たちが苦労して捕った獲物のみに頼る。これらの酵素もすべての酵素タンパク質のように、維持するためにはいくらかのエネルギーが費やされる。

・J. P. W. Rivers, A. J. Sinclair, and M. A. Crawford, "Inability of the Cat to Desaturate Essential Fatty Acids," *Nature*, 285 (1975) : 171-73.

P.130 ℓb8　その理由は、1930年代に、ジョージとミルドレッド・バー夫妻が、リノール酸を人に必須であると証明できなかった状況と同じと言ってよいだろう。

　ヒトの体の約20〜40%が脂肪で、アメリカ人成人では、体脂肪の15〜20%がリノール酸である。このオメガ-6系脂肪酸量は非常に多量で、3.2kg（7ポンド）以上に

なる。したがって人によっては、食事脂肪を変えても、完全に効果を及ぼすには3年もかかることがある。次の論文を参照されたい。

・S. Dayton, S. Hashimoto, W. Dixon, and M. L. Pearce, "Composition of Lipids in Human Serum and Adipose Tissue during Prolonged Feeding of a Diet High in Unsaturated Fat," *Journal of Lipid Research*, 7（1966）：103-11.

P.131 ℓt12　代謝はきわめて複雑である、とストーリエンは理解している。

オメガ-3系脂肪酸のすべての影響は確かに、同じ方向を指し示している。すなわち、これらのオメガ-3系脂肪酸は他の脂肪酸より速く酸化される（その結果、それらの脂肪酸は酸化と貯蔵のバランスを変える）。それらの脂肪酸は血液脂質に、非常に良い影響を与える。それらの脂肪酸は他の脂肪酸よりグラムあたりのエネルギーがいくらか少ない（なぜなら、それらの二重結合は一価や飽和結合よりエネルギーが少ないからである）。それらの脂肪酸は炎症性のより少ないエイコサノイドを生成する（そして、肥満や、さらに心臓病も、現在では強力な炎症性特性をもつと考えられている）。それらの脂肪酸は体内の脂肪合成（脂肪酸合成酵素もその中の1つになる）の遺伝子発現を低下させる。そして、それらの脂肪酸は生体膜に強い影響をあたえ、それによって、全体的な代謝率や個々の酵素や受容体、インスリン受容体も含め、それらの機能を変える。ストーリエンやフルベルトやエルゼ以外の研究者も成人の肥満予防と健康を目指す食事の脂肪を魚油に変えると、体脂肪を低下させ、安静時代謝を増加させることを明らかにした。そして対象者の肥満度と内臓脂肪中のオメガ-3系脂肪酸濃度が負の相関を示すことを明らかにした。以下の論文を参照されたい。

・C. Couet et al., "Effect of Dietary Fish Oil on Body Fat Mass and Basal Fat Oxidation in Healthy Adults," *International Journal of Obesity*, 21（1997）：637-43.

・Marta Garaulet et al., "Site-Specific Differences in the Fatty Acid Composition of Abdominal Adipose Tissue in an Obese Population from a Mediterranean Area," *American Journal of Clinical Nutrition*, 74（2001）：585-91.

P.131 ℓb5　彼らは先頃、食事の脂肪酸と生体膜の機能に関する総説をバイオロジカル・レビュー誌に発表した。

・A. J. Hulbert, N. Turner, L. H. Storlien, and P. L. Else, "Dietary Fats and Membrane Function: Implications for Metabolism and Disease," *Biological Reviews*, 80（2005）：155-69.

P.132 ℓt12　これは、本書の始めに述べた、アトキンスとその食事療法の狂気をよみがえらせる。

　アトキンス食は、脳の優先燃料である、グルコースに関連する理由などにより、危険でもあり、逆効果でもある。炭水化物制限食では脳の多くの領域で、脂肪から生じる燃料であるケトン体で間に合わせようとする。しかし、いくつかの領域ではグルコースの絶対的依存状態を持続する。この領域にきれいに燃焼するこの燃料を十分量供給するには、生体は単に食物中のタンパク質をグルコース（炭素骨格部分）とアミン（アミノ基）部分に分解するだけでなく、必要に応じて、筋肉中のタンパク質も分解する。この筋肉の損失はダイエット中の人に体重が低下した錯覚を与えるが、長い目でみれば自滅をもたらす。なぜなら筋肉は代謝的にとても活発な組織なので、加齢とともに維持することが難しくなるからである。飽和脂肪酸とオメガ-6系脂肪酸が豊富で、オメガ-3系脂肪酸が少ないアトキンス食は、どのような形であろうとも、本書で詳細に説明した多くの理由により危険である。

P.133 ℓt11　「良い栄養は、必ずしも良い健康を保証しない」

・Corinne Shear Wood, *Human Sickness and Health: A Bicultural View* (Palo Alto, Calif.: Mayfield Publishing, 1979), 57.

P.133 ℓb14　私たちの食品は何と安い買い物であろうか。

・Robert Pear, "Health Spending Rises to 15 % of Economy, a Record Level," *New York Times,* January 9, 2004, A16.

第12章　オメガ-3系脂肪酸を私たちの食卓に取り戻すための11のアドバイス

P.139 ℓb2　オメガ-3系脂肪酸は、早産や低出生体重児出産を予防することも見いだされている。

・Joseph R. Hibbeln, "Seafood Consumption, the DHA Content of Mother's Milk and Prevalence Rates of Postpartum Depression: A Cross-national, Ecological Analysis," *Journal of Affective Disorders,* 69 (2002): 15-29.

・Sjurdur Frodi Olsen and Niels Jorgen Secher, "Low Consumption of Seafood in Early Pregnancy as a Risk Factor for Preterm Delivery: Prospective Cohort Study," *British Medical Journal,* 324 (2002): 447-50.

第13章　論より証拠

P.143 ℓt3　食事コレステロール摂取量の制限や脳機能に必要な成分であるコレステロールの合成阻害療法の推奨は、瀉血療法と同じくらい奇異で時代遅れのようにいつか思われることであろう。

　脳機能におけるコレステロールの役割や、コレステロール合成阻害療法の妥当性が疑わしいことが、血清コレステロールの高い（200mg/100ml 以上）人は、精神的能力を測定するさまざまなテストでよい得点をとる、という最近の報告によって明らかにされた。この発見を報告した研究者は、長期フラミンガム心臓研究の一環として、高コレステロールとメンタルスキル（心理的技能）との関連性が明らかになったと発表した。彼らは、この発見により、患者らにコレステロール低下薬を飲むのを止めたい気持ちにさせるのではないかと懸念している。その中の研究者の一人である、ボストン大学のメリル・エリアスは、「心臓病でステントを入れている人と話す時、あなたはとても頭のよい人になりたいですか？」と尋ねることは、価値がないことではなく、トレード オフ（二律背反）の関係と呼んだ。

・Eric Nagourney, "The Smart Side of Cholesterol," *New York Times*, March 29, 2005, F9. から引用。

　しかし、私たちに最善の脳機能か、最善の心臓機能かのどちらかを選ばなければならないように思うのは、コレステロールが私たちの強迫観念となっているに過ぎない。オメガ-3系脂肪酸の豊富な食物を食べれば、両方がうまく機能する。

P.144 ℓt11　サプリメントを投与された患者グループでは、心臓発作による突然死は 45%低下し、全死因による死亡危険度も 20%減少した。

・"Dietary Supplementation with n-3 Polyunsaturated Fatty Acids and Vitamin E in 11,324 Patients with Myocardial Infarction: Results of the GISSI-Prevenzione Trial," *Lancet*, August 7, 1999, pp.447-55.

P.144 ℓt13　米国医師健康調査での前向きコホート研究は、1982 年に始まり、2007 年に終了する見込みであるが、

・C. M. Albert et al., "Blood Levels of Long-Chain n-3 Fatty Acids and the Risk of Sudden Death," *New England Journal of Medicine*, 346（2002）: 1113-18.

P.144 ℓb11　近頃発表されたもう一つのコホート研究では、22,000 人の冠
状動脈疾患患者（13 個の異なるコホート、つまりグループに分けられた）に
対し、平均 12 年間の追跡調査が行われた。

・K. He et al., "Accumulated Evidence on Fish Consumption and Coronary
　Heart Disease Mortality: A Meta-analysis of Cohort Studies," *Circulation,* 109
　(2004): 2705-11.

P.145 ℓt8　それは医師のクレメンス・フォン・シャッキィとウィリアム・S・
ハリスが先頃、提案したように、赤血球膜脂肪酸に占める DHA とエイコサペ
ンタエン酸の比率なのであろうか。

・W. S. Harris and C. von Schacky, "The Omega-3 Index: A New Risk Factor
　for Sudden Cardiac Death," *Preventive Medicine,* 39 (2004): 212-20.
・William S. Harris and Clemens von Schacky, "The Omega-3 Index: A New
　Predictor of Risk for Cardiac Mortality," *International Society for the Study of
　Fatty Acids and lipids (ISSFAL) Newsletter,* 11, no.3 (2004) 3-9.

P.146 ℓt4　もし、あなたが依頼者自身による、直接検査が認められている州
に住んでいるなら、

　2005 年現在、直接、依頼者自身による、脂肪酸検査を認めている州はアラスカ州、
コロラド州、デラウエア州、インディアナ州、カンザス州、ルイジアナ州、ミネソタ
州、ミズリー州、モンタナ州、ネブラスカ州、ニューハンプシャー州、ニューメキシ
コ州、オハヨウ州、オクラホマ州、サウス・ダコダ州、テキサス州、ウタ州、ベルモ
ント州、バージニア州、ウエスト・バージニア州およびウイスコンシン州とそしてワ
シントン D. C. である。

謝　　辞

　本書執筆のために情報収集していた当時、筆者はノース・カロライナ州にあるダビッドソン大学の客員教授だったので、南部の小規模であるが輝かしい実績をもつ大学の多くの教職員の皆様に感謝を申し上げる。特にエルランド・スティーブンス（Erland Stevens）教授には化学に関するあらゆることについて、筆者との議論の時間をもっていただいた。彼の分子への情熱のいくらかでも、本書のページの端々に現れていることを願っている。パット（パトリシア）・ペロニ（Pat（Patricia）Peroni）教授には植物や植物学についての筆者の質問に答えていただき、ジョイス・カルナバレ（Joyce Carnavalle）先生には、彼女の動物栄養学の講義を筆者が聴講することをお許しいただいた。ジョー・グーテカンスト（Joe Gutekanst）さん、ジェーン・コウツ（Jean Coates）さら他の図書館職員の皆様には、その建物を我が家のように居心地のよい場所にしていただいた。そして、ジョーさんには少数の人にしか知られていない論文の所在も迅速に捜していただき、筆者はダビッドソン大学をすべての図書館相互貸借の中心地と考え始めたほどであった。筆者の講義を受けた学生の中には、キャサリン・ターナー、ジェニー・サリービー、キャセイ・コックス、ジェシカ・ブロアドスやレイ・アン・ホスキンスのように、独創的な調査とアイデアで本書に貢献してくれた学生もいた。彼女らだけでなく受講したすべての学生も、筆者とほぼ同様の成果をこの講義を通して得られたならば幸いである。

　しかしながら、筆者の繰り返しの質問に直接、または電話や電子メールで辛抱強くお答えいただいた多くの科学者、政府官僚、農場主の皆様、鮮魚商の皆様、食品工業会社の代表者やその他の個々の皆様がいらっしゃらなければ、いかなる寄稿すべき著作も存在しなかったに違いない。本来ならこうした多くの方々のお名前を一人ひとり挙げるべきであるが、特に次の方々に、感謝を申し上げる。ドーグ・ビブス（Doug Bibus）氏はラルフ・ホールマ

ン（Ralph Holman）教授への訪問を可能にし、ガスクロマトグラフィーで実際に（筆者の血液を検体として使用して）実験をさせていただいた。ラルフ・ホールマン教授には、衰えてきた記憶のため、インタビューは終えられなかったが、普段食べているニシンをのせたトーストを筆者も一緒にいただいた。

ヨーン・ダイアバーグ（Jørn Dyerberg）博士には、グリーンランド遠征調査で撮った写真が保存されている、表紙がアザラシ皮でつくられた日記を筆者に見せるためという口実をつくり、彼の住む魅力的な街コペンハーゲンを訪問する機会をいただいた。ラーズ・ハンセン（Lars Hansen）氏夫妻には、朝のハイルデガードの養豚場で、ロウソクの灯りの下で朝食をいただいた。

レン・ストーリエン（Len（Leonard）Storlien）教授とビル・ランズ（Bill Lands）教授には彼らの洞察力だけでなく、ほぼ毎日の電子メールにもかかわらず、その間、辛抱強く対応していただいた。トニー・フルベルト（Tony Hulbert）博士にはニューヨーク市立大学でハダカデバネズミ見学のために訪問させていただいた。マウント・キスコ・シーフード社のジョー・ジマウロ（Joe DiMauro）氏と若い従業員の皆様には、突然の停電にもかかわらず、自分達の顧客やこの取材者、そして自分たちが扱っている魚に対して、常に明るく機嫌良く振舞ってくださった。ドレナ・アプレビー（Dorena Appleby）さんは彼女の娘のシャウナ・レニー・ストロベル（Shawna Renee Strobel）さんについての辛い話をお話しいただいた。ビル・ランズ教授、レン・ストーリエン教授、エルランド・スティーブンス教授、トニー・フルベルト博士には、まだ草稿段階の原稿を読み、批評もいただいた。エリザベス・ビューティーマン（Elizabeth Beautyman）医師とジム・ローガン（Jim Logan）医師には医師の目からみた本書への見解をいただき、スザンヌ・アイロンバイター（Suzanne Ironbiter）女史には、読書家としてのご意見をいただいた。ポール・トーマス（Paul Thomas）氏とシャロン・ダルトン（Sharron Dalton）氏らは、出版社向けの草稿を再検討し、いくつかの卓越したご指摘をいただいた。そして、その草稿はアリス・フォーク（Alice Falk）氏とドーレ・ブラウン（Dore Brown）氏らにより、徹底的に磨きがかけられた。筆者はこれらの校閲者の皆様すべてが本書のために多大な時間をさき、ご意見をいただいたこ

とに対し、心より感謝を申し上げる。しかし、本稿に残るいかなる誤りや見落としの責任は、ひとえに筆者に帰せられるものである。ジュリー・ソンダカー（Juree Sondker）氏やジェーン・レアー（Jane Lear）氏および編集者であるダラ・ゴールドシュタイン（Darra Goldstein）氏やシェイラ・レビン（Sheila Levine）氏からこの研究物語を執筆するようお勧めいただいたが、彼らは本書が日の目を見るかどうか気懸かりに思われたこともたびたびあったに違いない。また、カトナ村図書館職員の皆様には、私の夫と娘たちのように、ありとあらゆる面でいつも多大なご支援をいただいた。これらのご鞭撻がなければ、本書の出版までにこぎ着けることはできなかった。深く感謝を申し上げる次第である。

翻訳者あとがき

　本書は、スーザン・オールポート（Susan Allport）著 *The Queen of Fats*, （University of California Press, 2006）の全訳です。この物語は、酸敗臭の元凶で不要と思われていたオメガ-3系脂肪酸の栄養学的重要性を科学者が、いかに発見したかという長い歴史を簡潔に述べています。栄養学的に重要なエイコサペンタエン酸が極寒の地グリーランド、イヌイットの調査研究から発見され、ドコサヘキサエン酸（DHA）の重要性がアフリカ大陸の野生動物の脳研究から生まれたことを知りオメガ-3系脂肪酸がより身近なものになりました。またエイコサペンタエン酸やDHAの親脂肪酸であるアルファ‐リノレン酸にいたっては葉緑体の必須構成要素で、地球上で最も多量に存在する脂肪酸ということで驚きました。

　このようにどこにでもある必須脂肪酸であるのに、著者はなぜオメガ-3系脂肪酸が不足になると警鐘をならしているのでしょうか？　①天然の牧草に代わって栽培された穀物が飼料として与えられ、②種子の油が食べ物の主要なエネルギー源になるに伴いリノール酸の多い食べ物が増えてきました。③もう一つの要因は加工食品の依存度がふえていることです。食品の保存期間を改善するためアルファ‐リノレン酸の少ない部分水素添加油が使用されています。④そして野菜の選択的育種技術によってオメガ-3系脂肪酸はどんどん減らされています。野菜もアルファ‐リノレン酸の高い品種は痛みが早く市場では嫌われます。これは20世紀後半の欧米も、現在の日本も大きな違いはありません。

　このような社会的背景を鑑み、著者は12章に列挙した11個のアドバイスを実行することにより、多量のリノール酸に替わり、『脂肪酸の女王』（オメガ-3系脂肪酸）を王座に復帰させることが可能になると薦めています。

　現在では認知症の予防も喫緊の課題です。DHAは脳や眼の細胞膜にもっとも高濃度に存在し、認知症の予防ファクターとしても注目されています。では

最後をスーザン・オールポートの言葉で終わりたいと思います。「もし、あな
たが、加工食品や部分水素添加油を避け、たくさんの緑葉野菜や魚介類を食べ
ているのなら、あなたの細胞（細胞膜）はオメガ-3系脂肪酸とオメガ-6系脂
肪酸の良いバランスをもつことになる。脂肪酸に関しては、私たちの体は実に
食べた物から成り立っており、私たちが何を食べるかということは本当に重要
である」。

　大切なことを言い忘れていました。読者の皆さん、今世紀の日本ではオメガ
-3系脂肪酸サプリメントが利用できますが、逆にオメガ-3系脂肪酸の摂りす
ぎにも注意下さい。リノール酸の代謝を妨げない程度の利用を心がけてくださ
い。

翻訳者謝辞

　本書にご支援とご協力を頂きました元中部飼料株式会社大府研究所の川村悦春さんとこれまで研究教育生活にご支援をいただきました徳島大学医学部栄養学科、岡山県立短期大学、岡山大学医学部公衆衛生学教室、岡山県立大学保健福祉学部、ヴィスコンシン大学老化研究所、くらしき作陽大学食文化学部の教職員・学生の皆さま方には心よりお礼申し上げます。なお本書は鈴木が約10年を費やし翻訳し、共訳者の大森名古屋検疫所長には医師の立場からみた貴重な見解をいただきました。しかし本稿に残る誤りや見落としの責任はひとえに鈴木に帰せられるものであります。また本書刊行の意義を理解し、日本語を分かりやすく編集していただきました㈱大学教育出版の佐藤守社長に感謝申し上げます。

■ 原著者紹介

スーザン・オールポート （Susan Allport）

ノース・カロライナ州にあるダビッドソン大学の元客員教授。
米国ニューヨーク州カトナ（Katonah）在住のサイエンス・
ライターで、"The Queen of Fats" は彼女の代表作である。

■ 訳者紹介

鈴木　和彦 （すずき　かずひこ）

管理栄養士、保健学博士（徳島大学）、医学博士（岡山大学）
日本で最初の「アルファ - リノレン酸強化卵」を開発
　徳島大学大学院修士課程修了
　米国ヴィスコンシン大学老化研究所名誉研究員として留学
　元くらしき作陽大学食文化学部教授

大森　豊緑 （おおもり　とよのり）

医師、医学博士（岡山大学）
　米国ハーバード大学公衆衛生学大学院修了
　元国立健康・栄養研究所 研究企画評価主幹
　元国立成育医療研究センター企画戦略局長
　前名古屋市立大学大学院医学研究科教授（学長特別補佐）

The Queen of Fats: Why Omega-3s Were Removed from
the Western Diet and What We Can Do to Replace Them by Susan Allport
(c) 2006 Susan Allport
Published by arrangement with University of California Press
through Japan UNI Agency, Inc., Tokyo

オメガ-3は「脂肪酸の女王」

2023 年 10 月 10 日　初版第 1 刷発行

■ 原 著 者 ── スーザン・オールポート
■ 訳 　 者 ── 鈴木和彦／大森豊緑
■ 発 行 者 ── 佐藤　守
■ 発 行 所 ── 株式会社 大学教育出版
　　　　　　　〒700-0953　岡山市南区西市 855-4
　　　　　　　電話（086）244-1268　FAX（086）246-0294
■ 印刷製本 ── サンコー印刷 ㈱

ISBN978 - 4 - 86692 - 271 - 3